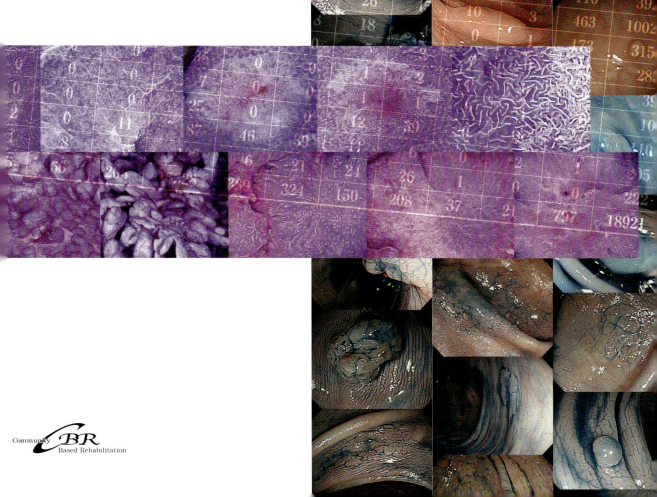

形と模様を極める

大腸腫瘍内視鏡診断学

高木 篤

推薦の序　学閥を超えたお奨めの一冊

　消化管画像診断学の基本は A）臨床画像、B）切除標本肉眼像、C）病理組織像、の3者の対応、つまり A）⇔B）、B）⇔C）を一対一で対応させることにより、最終的には A）→ C）（臨床画像をみて病理組織像を推測すること）を可能にすることである。私が画像診断学に従事し始めた頃のX線と通常内視鏡のみによる画像診断とは違い、最近では A）においては超音波内視鏡（EUS）、拡大内視鏡、自家蛍光観察装置（AFI）、NBI（narrow band imaging system）、超拡大内視鏡（endocytoscope）、B）においては実体顕微鏡、などの新しい機器が出現し種々多彩になってはいるが各々を一対一で対応させる基本は同様である。

　高木篤先生は従来の機器に加えこれらの新しい機器を用いて20年以上に渡り A）⇔B）、B）⇔C）を一対一で対応させ、A）→ C）を考える画像診断を続けてこられた方である。その高木先生が全身全霊を傾けて築き上げられた診断学を惜しむことなく、しかも分かりやすく解説されているのが本書である。本文中にも記載があるように、拡大内視鏡などの新しい機器を用いた診断手技の進歩は望ましいことではあるが、今まで築き上げられた通常観察による診断学はそこそこに、あっという間に拡大観察を行うと「木を見て森を見ず」という診断になってしまう恐れがあり、十分に通常観察を行った後に新しい診断手技に移る「森を見て、木を見て、葉っぱを見て、もう一度森を見る」という診断手順を踏めばより正しい診断に近づくことが可能となるというのが高木先生のお考えであり、私も同感するところである。

　本書には消化管画像診断に従事する全医師に役立つ内容が満載されている。しかし、しいて言えば初級から中級医師にお奨めの一冊である。この本を常に携帯し、内視鏡施行前後、切除標本のマクロ・実体顕微鏡撮影時、検鏡時やカンファランス時に参考にすれば読者自身で A）⇔B）、B）⇔C）を一対一で対応させることが可能となり、診断能力の向上は請け合いである。

　高木先生は自己紹介の中で「大学の医局に属したことがなく、一病院（協立総合病院）で頑張ってきたため学閥に縛られることはない」とおっしゃっている。まさに学閥を超えたお奨めの一冊である。

久留米大学医学部消化器病センター
鶴田　修

はじめに

　1993年、私は秋田赤十字病院の工藤進英先生（現・昭和大学横浜市北部病院消化器センター長）の元で大腸内視鏡の挿入法、診断学、治療技術を学ぶ機会に恵まれた。当時の工藤先生は幻の病変、秋田の風土病と言われた「大腸Ⅱc」を世界に認知させることに精力的に取り組まれ、内視鏡の挿入技術、撮影技術、EMRの技術、実体顕微鏡撮影、発育進展論など、すべてにおいて時代の最先端を走っておられた。「我々が世界の診断学を変えるんだ。」その高揚感の中で、全国から集ったハイテンションな同志たちと研修した日々は、私の人生においてかけがえのないギフトとなった。

　1994年に帰任し、9月に秋田で開催されたⅡc研究会で、Ⅱa+Ⅱc病変を提示する機会があった。その際、今は亡き白壁彦夫先生から「この実体顕微鏡写真は陥凹の形態がよくわかる」「私のように老い先短い人間としては、先生のように"病的に"熱心な先生にこの陥凹の形態を是非3D画像にしてもらいたい」とお褒めの言葉をいただいた。

　白壁先生は、X線二重造影の国際的なパイオニアである。その形態診断学にかけるすさまじい情熱は柳田國男の「ガン回廊の朝」でも紹介されている。

　その白壁先生から「病的に熱心」という最高級(?)の賛辞をいただき、天にも登る気持ちだった。その勢いでⅡc研究会終了後に白壁先生に「先生が主催している東京で開催される大腸研究会（白壁フォーラム）に参加せて下さい」とお願いした。先生は快諾して下さったが、その3ヵ月後にお亡くなりになった。その白壁先生が「老い先短い」と自分の死を自覚しておられたことを後で知り、死を賭してでも後進に伝えようとしたことを考えると今でも胸が熱くなる。先生のお言葉は「遺言」となった。

　以後、私は「白壁先生の最後の弟子」を自認し、現在は久留米大学消化器病センター教授の鶴田修先生が司会をされている大腸研究会にほぼ毎月（現在は隔月）、24年間、症例を出し続けてきた。1992年から開始した実体顕微鏡撮影も今年で26年目になった。

　その鶴田修先生からは、内視鏡像、実体顕微鏡像、病理像の徹底的なマッピングについて多大な影響を受けた。久留米大学の症例提示には、病変を全割して再構築する手法で、毎回感心させられた。

　また、鶴田先生のすばらしいのは、常に事実から出発する姿勢である。鶴田先生は見えるものから見えないものを論理的に推理していかれる。そして鶴田先生は、わからないことはわからないという科学的な態度を持っておられ、その潔さにも私は常に感心している。何よりも、秋田学説と反するデータに苦しんでいた私にとって、事実から出発すればいいという姿勢は本当にありがたかった。

　本書は、幸運にもそうした巨人たちから私が学び、「情熱と冷静のあいだ」で揺れ動きながら、自分の大腸内視鏡で観察・撮影・治療してきた症例と思索の集大成である。

　本書では、私が秋田赤十字病院の工藤進英先生に指導を受けた後に現在の協立総合病院に1994

年に帰任してから2016年までの23年間に私が単独で診断し切除、または当院で外科切除した18,921例のデータを解析した。内視鏡写真、実体顕微鏡はすべて私が撮影した物だけを使用した。

私は医師になって以来、専門研修に出向した2年間以外は、ゆでガエルのように協立総合病院にずっと勤務してきた。医師のキャリアとしては極めて珍しいのではないだろうか。私は大学の医局に属していないので、学閥に縛られることもない。誰かに気兼ねして誰かの説を排除することもない。フェアな姿勢をとりうる位置にいる。

ガラパゴス的な感は否めないが、一人の内視鏡医が奇跡的に蓄積した症例と思索を世に出すことは、先達の仕事を引き継いできた私の使命であろう。

さらに本書を執筆するにあたり、「形と模様の診断学を整理して体系的に提案したい」と考えた。23年間にわたる症例を中心に構成しようかとも考えたが、症例集以上の論理的構造を持つ診断学を提示したいと思った。

秋田から帰院した後も、私はマクロである肉眼所見とミクロであるピットパターン診断を統合させることにこだわり、ライフワークとしてきた。ピットパターン、NBIと模様の診断学全盛期であるからこそ、模様の診断学に行く前に、形態診断をしっかりすべきだという問題意識があった。

そこで、本書では形と模様を敢えて分離し、別々に考察してから統合するという形式をとった。まず肉眼型別の臨床病理を考察した上で、肉眼型と組織、ピットと組織、そして、肉眼型とピットの統合という構成にした。1例毎のマクロとミクロの対比だけでなく、同じ組織型のマクロとマクロ、ミクロとミクロの横断的な対比ができるように、マクロ画像集、ミクロ画像集も用意した。

また、全体の見え方としても、すっきりとしたできる限りシンプルなページ構成を心がけ、ビジーにならないように努めた。シェーマなどによる図解も取り入れ、読者の理解の一助とした。

そして、1章ではなぜ診断学が必要かということを解説し、what、howだけでなく、whyにもこだわった。

その結果、本書の主旨を一言で言うならば、「命を奪う形と模様を極めることが、大腸癌死を減らす」ということである。そのための体系的な診断学を目指した。

本書が、読者の診断力の向上に貢献し、ひいては大腸癌死を減らすことにつながれば望外の僥倖である。

謝辞

本書の出版を支えて下さった協立総合病院の同僚の名和晋輔先生、森智子先生、長谷川綾平先生、中島俊和先生、中澤幸久先生、加藤哲也先生、池田耕介先生、岩井周作先生、上司の堀井清一院長、江間幸雄先生、原春久先生、病理医の西川恵理先生、胃腸センターの看護師・臨床工学技士・病理検査室の検査技師のみなさん、元同僚の小西隆文先生、シービーアール編集部の永井友理さんに心から御礼申し上げます。

目次 Contents

推薦の序　学閥を超えたお奨めの一冊 ……………………………………… 鶴田　修 … iii
はじめに ……………………………………………………………………………………… iv

第Ⅰ章　大腸癌の発育進展と臨床病理　1

1. **大腸癌総論** …………………………………………………………………………… 2
   - 内視鏡診断学の目的は「大腸癌死を減らす」ことである ……………………… 2
   - 上皮性腫瘍は粘膜内から下方へと浸潤する ……………………………………… 2
     - **Column**　戦略とは？　3
2. **大腸癌の発育進展を理解するための病理学知識** ………………………………… 4
   - 大腸粘膜の構造 ……………………………………………………………………… 4
   - ミニ病理用語レクチャー …………………………………………………………… 5
3. **大腸癌の発育進展** …………………………………………………………………… 6
     - **Column**　中村恭一著「大腸癌の構造」　8
     - **Column**　発育進展をめぐる論争の歴史　9
4. **癌はどんな背景組織から発生するのか** …………………………………………… 11
   - 1. 大腸癌の4つの背景 ……………………………………………………………… 11
   - 2. 癌の背景組織別の担癌率、SM浸潤率と深達度別のde novo癌率 ………… 11
   - 3. 大腸癌の4つの背景各論 ………………………………………………………… 12
     - 1. 腺腫 ……………………………………………………………………………… 12
     - 2. 正常粘膜 ………………………………………………………………………… 13
     - 3. 鋸歯状病変 ……………………………………………………………………… 14
       - 症例：過形成から発生したと考えられる有茎性大腸SM癌の1例　15
       - 症例：SSA/P由来と考えられる上行結腸のLST-NG型SM癌の1例　17
       - 症例：上行結腸の鋸歯状病変から発生したと考えられる
         低分化腺癌を有するIs型SM深部浸潤癌の1例　19
       - **Column**　左右の腸は脾弯曲で分ける　23
     - 4. 異形成（dysplasia） …………………………………………………………… 24
       - 症例：上行結腸の進行癌に合併した横行結腸のDALMの1例　24
       - 症例：頻回のCSによる経過観察中13年目のUCに発症した
         colitic cancerの1例　25
5. **SM癌の転移リスク** ………………………………………………………………… 26
   - 1. 癌が粘膜下層に浸潤すると転移リスクがある ………………………………… 26
   - 2. 浸潤距離が深いほど転移のリスクが高い ……………………………………… 26
   - 3. 先進部がバラけるほど転移しやすい …………………………………………… 26
     - 1. 分化度の低下 …………………………………………………………………… 27
     - 2. 簇出 ……………………………………………………………………………… 28
     - 3. 脈管侵襲 ………………………………………………………………………… 28
     - 4. SM浸潤癌を正確に診断する特殊染色法 …………………………………… 29
     - 5. head invasionの落とし穴 …………………………………………………… 30
       - 症例：EMRの6年後に遺残再発した上部直腸のIp型SM癌　31
6. **大腸癌の診断と治療選択** ………………………………………………………… 32
   - 1. 治療に必要な大腸癌の3つの診断 …………………………………………… 32
   - 2. 大腸腫瘍の診断と治療選択 ……………………………………………………… 33

  3. 内視鏡で切除すべきもの ……………………………………………………………… 34
   Column　小さな腺腫を切除すべきかどうか　34
第Ⅰ章のまとめ ……………………………………………………………………………… 35

第Ⅱ章　マクロ診断学─形を極める　37

A. 肉眼型と生物学的悪性度 ……………………………………………………………… 38
 1. 大腸上皮性腫瘍の肉眼型 ……………………………………………………………… 38
 2. 肉眼型と組織型 ………………………………………………………………………… 39
 3. 肉眼型別にみた担癌率 ………………………………………………………………… 40
 4. 肉眼型別にみた SM 以深浸潤率 ……………………………………………………… 40
 5. 肉眼型と de novo 癌率 ………………………………………………………………… 41
 6. 肉眼型別にみた臨床病理 ……………………………………………………………… 42
  Ⅰp の臨床病理 …………………………………………………………………………… 42
   症例：リンパ節転移を伴った有茎性 SM 深部浸潤癌の 1 例　43
   症例：頭部の起始部に陥凹を有した大腸Ⅰp 型 SM massive 癌の 1 例　44
  Ⅰsp の臨床病理 ………………………………………………………………………… 45
  Ⅰs の臨床病理 …………………………………………………………………………… 46
  Ⅱa の臨床病理 …………………………………………………………………………… 47
   症例：中央にわずかな陥凹を有するⅡa 型 M 癌の 1 例　48
   症例：Ⅱa 型 SM 癌の 1 例　49
  Ⅱa＋dep の臨床病理 …………………………………………………………………… 50
   症例：小さなⅡa(+dep) 型粘膜内癌の 1 例　51
  Ⅱc の臨床病理 …………………………………………………………………………… 52
   症例：Ⅱc 型腺腫の 1 例　53
   症例：多中心性に SM 浅層浸潤したⅡc 型 SM 癌の 1 例　54
   Column　手術標本の二度張り　54
  Ⅱc＋Ⅱa の臨床病理 …………………………………………………………………… 55
  Ⅱa＋Ⅱc の臨床病理 …………………………………………………………………… 56
   症例：Ⅱa＋Ⅱc 型粘膜内癌の 1 例　57
   Column　故・白壁彦夫先生の思い出　57
   症例：頂部に辺縁不明瞭な陥凹を認めたⅡa＋Ⅱc 型 SM 深部浸潤癌の 1 例　58
  LST-G の臨床病理 ……………………………………………………………………… 59
   症例：石膏にて型を採取した LST-G の 1 例　60
   症例：陥凹部で SM 深部浸潤を伴う LST-G の 1 例　61
  LST-NG の臨床病理 …………………………………………………………………… 62
   症例：複数箇所で SM 浅層浸潤を来した
     LST-NG pseudo-depressed type の 1 例　64
   症例：陥凹内隆起部にて SM 深部浸潤を来した
     LST-NG pseudo-depressed type の 1 例　65
   症例：MP 浸潤を来した LST-non granular の 1 例　66

B. 組織と肉眼所見 ... 67
> **Column** 情熱と冷静のあいだ 67

- 組織型別の肉眼所見 ... 68
  - 過形成の肉眼像と肉眼型 ... 68
  - SSA/P の肉眼像と肉眼型 ... 69
  - 鋸歯状腺腫の肉眼像と肉眼型 ... 70
  - 管状腺腫の肉眼像と肉眼型 ... 71
  - 管状絨毛腺腫の肉眼像と肉眼型 ... 72
  - 腺腫内癌の肉眼像と肉眼型 ... 73
  - 粘膜内癌の肉眼像と肉眼型 ... 74
    - 症例：LST-NG 様Ⅱa 型直腸粘膜内癌の 1 例 75
  - SM 浅層浸潤癌の肉眼像と肉眼型 ... 76
  - SM 深部浸潤癌の肉眼像と肉眼型 ... 77
  - SM 深部浸潤癌の肉眼所見 ... 78
  - SM 浸潤癌の肉眼所見―私のデータ ... 79
  - 「隆起型」SM 深部浸潤癌の肉眼所見 ... 80
  - 「表面型」SM 深部浸潤癌の肉眼所見 ... 82
    - 症例：陥凹内隆起を来したⅡa+Ⅱc 型 SM 深部浸潤癌の 1 例 84
  - 「隆起型・表面型」に共通する SM 深部浸潤癌の肉眼所見 ... 85
  - MP 以深癌の肉眼型 ... 86
    - 症例：Ⅱa+Ⅱc 型早期大腸癌様の形態を呈した径 13mm の SS 以深癌の 1 例 86

- 第Ⅱ章のまとめ ... 87

第Ⅲ章 ミクロ診断学―模様を極める 89

A. ピットパターンからみた組織型 ... 90
- 1. ピットパターン（pit pattern）による模様の診断学 ... 90
- 2. ピットパターンと組織 ... 90
- 3. 「私のデータ」―ピットパターンと組織 ... 91
  - ピットパターンと組織型 ... 92
  > **Column** pitology（ピットロジー） 92
- 4. 各ピットパターンと組織型 ... 93
  - Ⅰ型ピットと組織型 ... 93
  - Ⅱ型ピットと組織型 ... 94
  - ⅢL 型ピットと組織型 ... 95
  - Ⅲs 型ピットと組織型 ... 96
  - ⅣL 型ピットと組織型 ... 97
  - Ⅳv 型ピットと組織型 ... 98
  - Ⅴi 軽度不整ピット ... 99
  - Ⅴi 高度不整ピット ... 100
  - Ⅴi ピットの組織型 ... 101
  - Ⅴn ピットの組織型 ... 102

B. 組織型からみたピットパターン ... 103
「私のデータ」―組織とピットパターン ... 103
過形成の拡大像とピットパターン ... 104
SSA/P の拡大像とピットパターン ... 106
鋸歯状腺腫の拡大像とピットパターン ... 107
管状腺腫の拡大像とピットパターン ... 109
管状絨毛腺腫の拡大像とピットパターン ... 110
腺腫内癌の拡大像とピットパターン ... 111
粘膜内癌の拡大像とピットパターン ... 112
SM 浅層浸潤癌の拡大像とピットパターン ... 114
SM 深部浸潤癌の拡大像とピットパターン ... 116
SM 深部浸潤に伴う粘膜内癌遺残部の変化 ... 118
- 症例：V_N ピットを呈したⅡa+Ⅱc型 SM 深部浸潤癌の1例　119
- 症例：M 癌部ではⅤi 軽度不整、SM 癌部ではV_N ピットを呈した LST-NG 型 SM 癌の1例　120
- 症例：皮被りの SM 癌の1例　121
- 症例：頭頂部に褪色調平坦陥凹部を認めた直腸Ⅰs型 SM 深部浸潤癌の1例　124
- 症例：若年性ポリープの1例　125

Ⅴ型ピットのまとめ ... 126
SM 癌のピット診断 ... 127

NBI 拡大による診断学 ... 128
NBI の原理 ... 128
NBI で見える物 ... 128
NBI 診断の変遷 ... 128
NBI の限界 ... 128
NBI 診断基準比較表 ... 129
JNET 分類 ... 130
- Column　ゼロを1にする仕事　130

組織型別 NBI 所見 ... 131
過形成の NBI 像 ... 131
SSA/P の NBI 像 ... 132
鋸歯状腺腫の NBI 像 ... 133
管状腺腫の NBI 像 ... 134
管状絨毛腺腫の NBI 像 ... 135
腺腫内癌の NBI 像 ... 136
粘膜内癌の NBI 像 ... 137
SM 浅層浸潤癌の NBI 像 ... 138
SM 深部浸潤癌の NBI 像 ... 139

第Ⅲ章のまとめ ... 140
- Column　発生源入力の重要性　142

第Ⅳ章　マクロとミクロの実践的統一　143

1. 「色→形→模様」が腫瘍診断の鉄則 ... 144
2. 内視鏡の各段階で観るポイント ... 144
3. 拡大観察の実際 ... 146
   - 拡大観察の方法 ... 146
   - 構造強調 Eh、色調 Ce の設定 ... 146
   - インジゴカルミン撒布拡大 ... 146
   - ピオクタニン染色 ... 146
     - Column　A8 モード　146
4. 実体顕微鏡撮影の手順 ... 147
     - Column　キーエンスの実体顕微鏡のすばらしさ　147
5. 目標とする完全写真 ... 148
6. 画像は作るものである ... 149
     - Column　きれいな写真のための ABC　149
7. 存在診断 ... 150
8. 腫瘍診断 ... 152
9. 癌診断 ... 153
10. 深達度診断 ... 154
     - Column　「内視」ということ　155
     - 症例：肉眼型では SM massive も疑われた Ⅰs+Ⅱc 型 M 癌の 1 例　156
     - Column　AI と内視鏡診断　157
11. 陥凹の評価 ... 158
     - Column　陥凹は決定論的なものか　159
12. 全割による細胞構築　mapping ... 160
     - Column　通常観察が必要な理由　160
     - 症例：軽度の膨隆部の粘膜下に炎症と SM 深部浸潤を認めた LST-NG の 1 例　161
13. 色→形→模様の診断学まとめ ... 162

第Ⅳ章のまとめ ... 163
- Column　工藤先生の画像へのこだわり　164

第Ⅴ章　症例集―「対比」の診断学　165

- 症例：特異な拡大内視鏡像を呈したⅠs 型大腸 SM 深部浸潤癌の 1 例　166
- 症例：Ⅱa+Ⅱc 型直腸 SM massive 癌の 1 例　167
- 症例：深達度診断に苦慮した静脈侵襲陽性の
  Ⅱa 型直腸 SM 深部浸潤癌の 1 例　168
- 症例：反転にて陥凹を認めた Ra の LST 型 SM massive 癌の 1 例　169
- 症例：バウヒン弁に連続して発生した盲腸Ⅰs 型 SM massive 癌の 1 例　170
- 症例：深達度診断に苦慮した Ra の SM 深部浸潤癌の 1 例　171
- 症例：大腸Ⅱc の 1 例　172
- 症例：深達度診断が困難だった直腸Ⅰs 型粘膜内癌の 1 例　173

症例：絨毛状ピットを呈したRbのⅠs型腺腫内癌の1例　174
症例：頭部でSM深部浸潤を来した有茎性ポリープの1例　175
症例：mucinousな浸潤を来したⅠs型大腸SM深部浸潤癌の1例　176
症例：multi-focalにSM浸潤を来したLST-non granularの1例　177
症例：12mm大の下部直腸Ⅰs型SM深部浸潤癌の1例　178
症例：リンパ節転移を来した9mmの平坦な
　　　Ⅱa+Ⅱc型大腸SM深部浸潤癌の1例　179
症例：polyp on polyp様所見を呈した直腸のⅠs型SM深部浸潤癌の1例　180
症例：Ⅰs型直腸SM深部浸潤癌の1例　181
症例：有茎性を呈したⅡa+Ⅱc型SM癌の1例　182
症例：Ⅰs+Ⅱc型大腸粘膜内癌の1例　183
症例：直腸Ⅱa+Ⅱc様MP癌の1例　184
症例：大腸Ⅰsp型腺腫内癌の1例　185
症例：multi-foculに浅層浸潤したⅡa+Ⅱc型SM癌の1例　186
症例：大腸Ⅱcの1例　187
症例：LST-NG型SM深部浸潤癌の1例　188
症例：大腸Ⅱcの1例　189
症例：SM層への偽浸潤様所見を呈したPeutz-Jeghers型ポリープの1例　190
症例：特異な形を呈したⅠs型SM深部浸潤癌の1例　191

おわりに　192
索引　194

第Ⅰ章
大腸癌の発育進展と臨床病理

第Ⅰ章 概要

　本章では、まず、大腸癌の前癌病変から進行癌への発育進展の4つのルート（腺腫癌化説、de novo 発癌説、serrated pathway、colitic cancer）について解説する。
　それを踏まえて、治療すべき前癌病変について解説する。
　続いて、SM 癌の転移リスクについて解説する。
　最後に、それらを踏まえた治療戦略について解説する。

1. 大腸癌総論

内視鏡診断学の目的は「大腸癌死を減らす」ことである

　大腸癌は増加傾向にあり、2014年には全国で4万8千人が死亡した。10年前の4万人から2割増しである。我が国の癌の部位別の死亡率は、大腸癌は女性では1位、男性では3位である。

　大腸内視鏡診断学の役割は、最少の治療で大腸癌死を減らすことである。この目的に沿わない診断学は不毛である。病変の生物学的な悪性度を正しく診断することが重要である。

　大腸の腺腫は前癌病変と考えられている。まずは、癌化のポテンシャルのある大腸ポリープを診断し、切除することが重要な役割である。アメリカの全国研究（National Polyp Study）では、内視鏡によるポリープ切除は、大腸癌の罹患率を8〜9割、死亡率を5割減らすという結果が出ている[1)2)]。

　また、腕のいい内視鏡医であるほど大腸癌の発症を減らすという報告もある。全検査のうち、腺腫を見つけた検査の比率である腺腫発見率（adenoma detection rate：ADR）という指標がある。ADRが20％以上の医師が患者をフォローすると大腸癌発生危険率が10分の1に下がるという[3)]。

　一方で、過形成など、癌になるリスク（malignant potential）の比較的少ない病変もある。その中から、腺腫や癌を見つけ、正しく診断し、切除するためには正確な診断学が必要である。

　診断学の目的は正診率を上げることではない。それに基づく治療によって、大腸癌で死ぬ人を減らすことである。

上皮性腫瘍は粘膜内から下方へと浸潤する

　一般に大腸癌は上皮性腫瘍であり、粘膜上皮から発生し下層に浸潤していく。
　なお本書では、上皮性腫瘍のみを取り扱い、それ以外の腫瘍は他書に譲ることとする。

1) 粘膜内（M：mucosa）での発生
   粘膜内に上皮性腫瘍が発生する。粘膜内で最初から癌として発生するもの（de novo）と、最初は良性腫瘍（腺腫）だが、大きくなってから一部が癌化するものがある。
2) 粘膜下層（SM：submucosa）への浸潤
   癌化すると粘膜筋板を破り、粘膜下層に浸潤して、根っこを張る。
3) 固有筋層（MP：muscularis propria）
   筋層に浸潤する。その後、漿膜を破って大腸壁の外へと浸潤していく

これらを踏まえ、できるだけ、1) の段階で内視鏡的に発見し切除をするのが望ましい。

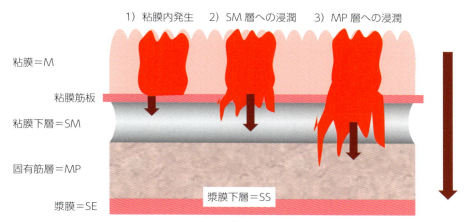

癌の発生と浸潤

Column 戦略とは？

第二次世界大戦の日本軍の失敗を分析した鈴木博毅著『「超」入門失敗の本質』によれば、戦略とは「追いかける指標」である。

南洋諸島において日本軍が駐留していた 25 島のうち、米軍にたった 8 島を上陸占拠されることによって、諸島全体を制圧されてしまった。日本軍は 25 の島々を一つ一つすべて制圧することを追いかけたのに対し、米軍はその諸島全体を制圧することを追いかけたのである。日本軍は「目的達成につながる勝利」が少なかった。

完璧主義の日本人はとかく近視眼的になりやすい。内視鏡診断で追いかけるべき指標は、肉眼型やピットパターンを分類することではない。腫瘍診断、癌診断、深達度診断をして、適切な治療を選択し、ひいては大腸癌死を減らすために他ならない。

日本の高名な内視鏡医がアメリカに行ったとき、アメリカの医師に「日本では拡大観察を一生懸命にしているが、大腸癌は減らないじゃないか」と冗談交じりに皮肉を言われたそうである。

大腸癌死を減らすためには、大腸癌検診を広め、痛くない大腸内視鏡挿入法を普及し、精検率を上げ、平坦型を含む早期癌や腺腫発見率を上げる、という包括的な戦略が必要となる。そして、究極の戦略は、食生活の欧米化に歯止めをかけ、菜食中心の食事を推奨することだと私は考えている。

2. 大腸癌の発育進展を理解するための病理学知識

大腸粘膜の構造

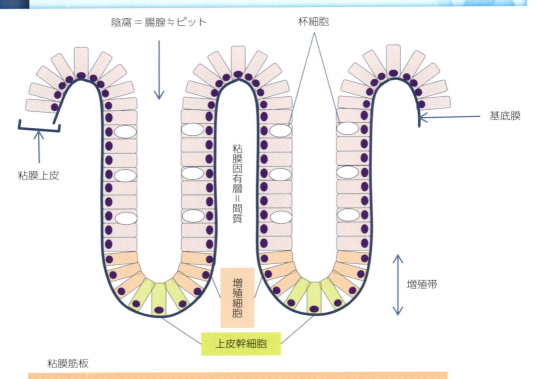

粘膜上皮
　粘膜の円柱上皮の部分

粘膜固有層≒間質
　粘膜上皮の腺と腺の間の領域。癌になると同部が狭小化する。

基底膜
　粘膜上皮と粘膜固有層を隔てている膜。正常腺管では細胞の核は基底膜側に整列している。

細胞質
　細胞壁に囲まれた細胞内部を指す。
　腺腔側に配列する。

核
　細胞の核。正常粘膜や低異型度腺腫では基底膜側に規則正しく配列している。

杯（さかずき）細胞
　粘液を出す。
　細胞の基底膜側が細く杯（さかずき）様をしている。

陰窩
　大腸粘膜にある無数の小さな管状のくぼみ．腸腺。

ピット
　腺口。腸腺の入口。

被蓋上皮（被覆上皮）
　大腸の管腔側の内面を覆っている上皮

増殖帯
　正常粘膜では腺底部にある。

幹細胞
　腺底部にある粘膜上皮の源。

ミニ病理用語レクチャー

異型度
異型には細胞異型と構造異型がある。

細胞異型
腺管の構成している一つ一つの細胞の核の異型（形の乱れ）である。
① N/C 比の増加　癌は 50％以上になる
② 核の円形化、核内のクロマチンの凝集と核の明調化
③ 極性の乱れ。基底膜から核が離れる。核が偽重層化

構造異型
腺管の異型である。腺管の形の乱れである。
① back to back　腺管と腺管がくっつく
② gland in gland　腺管の中に腺管ができる
③ cribriform（クリブリフォルム）　腺管が篩（ふるい）状、チェック柄を呈する。

　異型度（atypia）とは腫瘍の発生健常組織との形態学的乖離（かいり。かけ離れていること）の程度を表す用語で、乖離の程度が高いものは高異型度、低いものは低異型度と呼ばれる。大腸腫瘍の場合、通常大腸粘膜の形態とかけ離れている程度が高い腫瘍ほど高度異型、低いほど低異型度と言う。

分化度
　異型度とは逆に、健常組織との形態学的類似性を表す用語で、類似性の高いものは高分化、低いものは低分化もしくは未分化、その中間は中分化と呼ばれる。
　分化度は異型度としては構造異型を見ており、一般に分化度の低いものほど、構造異型は高い。

組織型
　狭義には鋸歯状、管状、乳頭状、管状絨毛状などの組織構築の特徴を指す。広義には、それらの組織構築の特徴と、異型度、分化度の組み合わせで表現される。
　例）高異型度中分化管状腺癌、低異型度鋸歯状腺腫

深達度
　深達度は癌の最深部（先進部）の深さを表している。
　M 癌（粘膜内）、SM 癌（粘膜下層）、MP 癌（固有筋層）、SS/A1（漿膜下層）以深癌を診断する。
　粘膜内癌と粘膜下層浸潤癌の違いは粘膜筋板を破っているかどうかである。
　癌が粘膜筋板に到達し、粘膜筋板がすだれ状にばらけている場合には MM 癌といい、最下層の粘膜筋板が皮一枚残っていれば、粘膜内癌である。

全層性発育と二層性発育
　腺管の腫瘍化が全層性に渡っているものを全層性発育という。LST-NG などの周辺には周辺粘膜を乗り上げる形で、腺管の下部は正常粘膜様で上部が腫瘍という二層性発育をしているものもある。
　一般に全層性発育は悪性度が高いと考えられており、Ⅱc の陥凹面などに見られる。

3. 大腸癌の発育進展

大腸癌の発育進展は、癌発生の背景粘膜によって、以下の4つのルートが考えられている

> 1) 腺腫癌化説
> 2) de novo 発癌説
> 3) serrated pathway
> 4) colitic cancer

1) 腺腫癌化説（adenoma-carcinoma sequence：ACS）

1968年に Morson が大腸では腺腫が癌化するという adenoma-carcinoma sequence（ACS）を提唱した[4]。

一般に「大腸ポリープは癌化する」という場合、この説が根拠となっている。

1988年、Vogelstein らにより以下のような多段階発癌における遺伝子変化モデルが提唱され、ACS説を裏付けた[5]。

> ①5番染色体に存在する APC 遺伝子の変異・欠失→低異型度腺腫発生
> ②K-ras 癌遺伝子の突然変異→高異型度腺腫発生
> ③17番染色体に存在する p53 遺伝子の欠失→癌化する

世界的には腺腫癌化説（ACS）が大腸癌の発生のメインルートとして認知されている。

2) de novo 発癌説（de novo carcinogenesis）

de novo（デノボ＝「最初から」の意）発癌説は、前述の ACS に対して、腺腫を経ずに正常粘膜から平坦な癌（NPG など）が発生して進行していくという考え方である。

主として日本で提唱され、発展してきた学説である。以下にその歴史を紹介する。

> 1977年：Ⅱc 型の肉眼型を示す早期大腸癌を狩谷らが報告した[6]。
> 1983年：中村らは大腸腫瘍の良性悪性の客観的診断法を提唱した[7,8]。
> 1985年：西沢らが大腸粘膜の実体顕微鏡による詳細な形態観察から表面型大腸癌の存在を世に示した[9]。
> 1987年：工藤らが内視鏡的な大腸Ⅱc病変を報告した[10]。
> 1987年：池上が PG・NPG 分類を発表し、ポリープを経ずに平坦な病変から癌化するルートがあることを提唱した[11]。
> 1989年：下田、池上らが NPG が de novo 癌の発生源であることを提唱した[12]。
> 1989年：中村が「大腸癌の構造」で客観的診断法を用いて de novo 癌が大腸癌のメインルートであることを提唱した[13]。

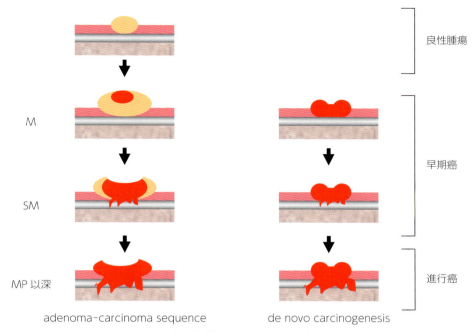

腺腫癌化説と de novo 発癌説

PG と NPG

池上らは腫瘍の立ち上がりの高さを計測し、周辺粘膜より高いものを PG（polyploid growth）、同等または低いものを NPG（non polypoid growth）と分類した[11)12)]。

一般に NPG は PG より、生物学的悪性度が高い。後述する LST-NG なども多くは NPG であり、de novo 癌の主体をなすものと考える。

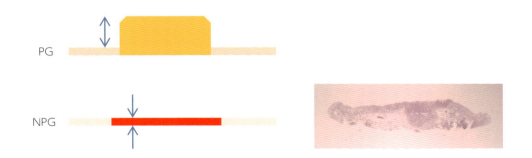

藤盛らは NPG では ACS（腺腫癌化説）のように K-ras 癌遺伝子の突然変異を経ずに癌化すると報告している[14)]。

また、下田らは、PG の増殖帯は腺管の上部にあり、隆起しやすく、20 mm を越えないと増殖帯が腺底部に広がり浸潤していかないのに対し、NPG では最初から増殖帯が腺底部にあるため、浸潤しやすいとしている[15)]。

Column　中村恭一著「大腸癌の構造」[13]

　腺腫癌化説と de novo 発癌説のどちらがメインルートかを判定する場合、腺腫と癌をどこで線引きするかが重要になってくる。
　粘膜内の病変を癌と診断する割合が増えれば、de novo 癌率が増えるため、de novo 発癌説が正しいとなるし、腺腫と診断する割合が増えれば、腺腫癌化説（ACS）が正しいとなる。
　中村恭一は、名著「大腸癌の構造」の中で細胞異型と構造異型を以下の方法で数値化し、それに基づく判別式で過形成、腺腫、癌を診断している。以下にその論旨を紹介する。

1）細胞異型
　核・細胞比（N/C 比）の数値化：核腺管係数（ING：Index of Nucleus-Gland ratio）
　ING＝核面積/細胞面積×100（1 腺管あたり）
　ING は細胞の核が増大し N/C 比が上昇すれば高くなる。

2）構造異型
　腺管密度の数値化：乱れ係数（ISA：Index of Structural Atypia）
　ISA＝腺管面積/（腺管面積＋間質面積）×100（一定面積あたり）
　ISA は腺管密度が上昇すれば高くなる。back to back などのように腺管同士がくっつくような構造異型が出ると、ISA は高くなる。

3）腺腫と過形成、癌と腺腫の判別式
　明らかな過形成、明らかな腺腫、明らかな癌部分を集計して以下の判別式を導き出した。
　FAD＝0.05×ING＋0.07×ISA－6.47　が 0 より大きければ腺腫、小さければ過形成
　FCA＝0.08×ING＋0.04×ISA－6.59　が 0 より大きければ癌、小さければ腺腫

　中村は判別式を使って癌、腺腫を診断し、「癌の 70〜80％はデノボ癌由来である」としている。

Column　発育進展をめぐる論争の歴史

　進行大腸癌の主たる前癌病変が何かは長い間論争されてきた。

　大腸には腺腫性ポリープが多発しており、Morsonらによって、それが進行大腸癌の主たる発生源とされた。

　しかし、進行癌は多くは陥凹型であり、腺腫性ポリープは隆起型である。癌が粘膜下層から固有筋層に浸潤すると「夜の破局」が起きて、突然陥凹型が増えるのか。しかも大腸以外の他のすべての臓器から発生する癌は9割以上が腺腫を経ていないde novo発生である。日本の中村恭一らは異論を唱えた。

　そんなとき、工藤進英らによって発見された大腸Ⅱcは、そのmissing linkを埋めるものとして大いに期待された。ゴールドラッシュのように日本ではⅡc探しが始まったのである。しかし、Ⅱcは必ずしも頻度が多くなく、HE染色による通常の病理診断では管状腺腫と診断されることが多い病変でもあった。それでもその過程で、純粋なⅡcではないが、ポリープ（PG）のように隆起しておらず、小さいけれども悪性度の高い表面型もしくは平坦陥凹型（NPG）と評される病変が多数見つかるようになってきた。LST-NGもそれらに含まれる。

　だとすれば表面型がメインルートなのだろうか。腺腫性ポリープは非常に多く見つかるが、10mm以上にならないと癌を併存していない。一方、表面型腫瘍は少ないが小さくても悪性度が高いことが多い。しかしそれがメインルートの根拠にはならない。絶対数が少ないからである。隆起型が人海戦術であるのに対し表面型は少数精鋭である。問題は最終的に癌化し進行癌になったものの中にどちら由来の癌が多いかであろう。

　ここで問題になるのは、進行癌においては多くは当初、癌が発生した粘膜内癌病変が脱落していることである。腺腫が癌化した場合でも、癌が腺腫を置換してしまう場合がある。その場合、腺腫由来かどうかはわからない。「隆起型腺腫由来か表面型de novo癌由来か」は進行癌になるとわからなくなってしまうのだ。

　この問題を解決するためには、進行癌の中にも残存するような、腺腫性ポリープ由来、表面型de novo癌由来のマーカーが見つかる必要があるだろう。そうすれば、進行癌の検討により大腸癌発生のメインルートがどちらかなのか決着がつくかもしれない。

	腺腫癌化説	de novo発癌説
提唱者	Morsonら	中村恭一ら
腺腫	腺腫由来	腺腫無し
肉眼型	隆起型	表面型
丈	高い	低い
PG・NPG	PG	NPG
サイズ	大きくなって癌化	小さいうちから癌
背景病変数	多い　人海戦術	少ない　少数精鋭

3) serrated pathway

過形成ポリープ（HP）、鋸歯状腺腫（TSA）、SSA/Pは病理像で粘膜上皮が腺腔側に鋸歯状（serrated、ノコギリの歯状≒ギザギザ）を呈するのが特徴的で、鋸歯状病変と総称する。

> 過形成：hyperplastic polyp（HP）
> 鋸歯状腺腫：traditional serrated adenoma（TSA）
> SSA/P：sessile serrated adenoma/polyp（SSA/P）

Morson以来、大腸癌の前癌病変は腺腫であり、鋸歯状病変は癌になる可能性は低いと考えられていた．

1990年にLongacre[16]によって鋸歯状腺腫が、1996年にTorlakovic[17]によってSSA/Pが提唱されるようになって、意外な伏兵として、鋸歯状病変も前癌病変になりうることがわかってきた。

鋸歯状病変は、遺伝子的にはKRAS遺伝子変異を伴う例と、BRAF遺伝子変異を伴う例があり、マイクロサテライト不安定性による癌化例もある。

鋸歯状病変

4) colitic cancer（ulcerative colitis-associated colorectal cancer）

colitic cancerとは潰瘍性大腸炎の長期（7〜10年）の炎症によって起こる癌である。

粘膜筋板に近い腺底部から発生して粘膜内を水平に進展し、浸潤してから低分化腺癌などに脱分化するため、発見しにくく、いきなり進行癌で発見されることも少なくない。

したがって、前癌病変である高異型度の異形成（dysplasia）が大腸のどこかに出た場合には、全大腸に発癌のリスクがあると考え大腸全摘が推奨されている。

味岡らは潰瘍性大腸炎の炎症粘膜における大腸癌の組織発生にはACSとも通常のde novo発癌とも異なる以下の経路を推定している[18]。

> ①長期の慢性持続性炎症による胃化成粘膜の出現（MUC5ACが発現）
> ②p53遺伝子の異常の出現
> ③増殖帯が粘膜中層以下に分布する異型の弱い腫瘍の発生
> ④通常の大腸粘膜内癌に類似した乳頭腺癌、または管状腺癌へのprogression
> ⑤粘膜内高分化型腺癌の脱分化（低分化腺癌、印環細胞癌）
> ⑥SM以深浸潤

4. 癌はどんな背景組織から発生するのか

1 大腸癌の4つの背景

前述の大腸癌の発育進展を踏まえると、大腸癌の背景には以下の4つがあると言える。

1) 腺腫
2) 正常粘膜
3) 鋸歯状病変
4) 潰瘍性大腸炎の異形成

2 癌の背景組織別の担癌率、SM浸潤率と深達度別の de novo 癌率

早期癌には良性腫瘍を伴うものと伴わない de novo 癌がある。
私のデータで早期癌の背景組織を検討した。

担癌率は高い順に、管状絨毛腺腫 16.6％、鋸歯状腺腫 2.9％、管状腺腫 1.7％、SSA/P 1.4％、過形成 0.2％であった。管状絨毛腺腫と鋸歯状腺腫は担癌率、SM浸潤率とも、高いことがわかる。

また、M癌、SM浅層癌、SM深部癌と深達度が増すにつれて de novo 癌率（腺腫を併存していない癌の比率）は 33.9％、74.6％、80.9％と増加していた。

これは癌の浸潤に伴い併存腺腫が癌に置換していくためとも考えられるが、SM浅層癌の時点ですでに de novo 癌率が 74.6％と腺腫併存癌の倍以上となっており、メインルート＝de novo 癌説を支持したくなる。

癌の背景組織

	非癌	癌部が粘膜内限局	SM浅層癌	SM深部癌	担癌率	SM浸潤率
de novo 癌	0	123	44	89	100％	52.0％
過形成	1,178	0	0	2	0.2％	0.2％
SSA/P	140	1	1	0	1.4％	0.7％
鋸歯状腺腫	66	1	1	0	2.9％	1.5％
管状腺腫	12,442	189	12	15	1.7％	0.2％
管状絨毛腺腫	271	49	1	4	16.6％	1.5％
de novo 癌率		33.9％	74.6％	80.9％		

2002.11.01〜2016.12.31　高木篤

3 大腸癌の4つの背景各論

1. 腺腫
管状腺腫

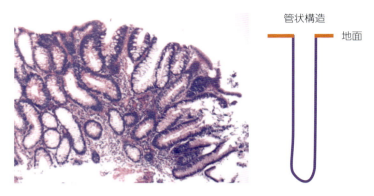

　管状腺腫とは、粘液を出す腺管が腫瘍化したもので、N/C 比がやや上昇しているが、通常 50% 以下である。
　正常腺管と同様に表層平面から下方に向かって管状の穴が伸びた構造をしている．

管状絨毛腺腫
　丈の高い腫瘍腺管が腸管内腔側に向かって伸びた状態（いわゆる絨毛構造）が管状腺腫よりも目立つ腺腫で、かつ、腫瘍細胞の形状からは管状腺腫との共通点が多い病変を管状絨毛腺腫と呼ぶ。

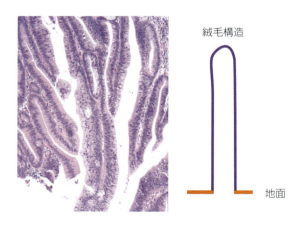

　絨毛構造が 25% 以下のものを管状腺腫、25〜75% のものが管状絨毛腺腫、75〜100% のものを絨毛腺腫という。絨毛腺腫は全体の 1〜2% に過ぎない[19]。
　管状腺腫が地面（表層平面）から下方に向かって管が下に伸びるのに対し、管状絨毛腺腫は表層平面から上方に向かって絨毛状腺管が伸びる。管状腺腫が下に凹だとすれば、管状絨毛腺腫は上に凸の成分が多い。
　粘液形質から見れば、管状腺腫が大腸型であるのに対し、絨毛状腫瘍は大腸型と胃型の混合であり、SM 浸潤すると比較的粘液癌になりやすい。

腺腫内癌（管状腺腫、管状絨毛腺腫内に癌が発生したもの　腺腫癌化説による）

　腺腫内癌は、腺腫の一部が癌化したものである。

　腺腫部分の組織型には、鋸歯状腺腫、管状腺腫、管状絨毛腺腫などがある。

　担癌率は私のデータでは、それぞれ、2.9％、1.7％、16.6％、SM 浸潤率はそれぞれ、1.5％、0.2％、1.5％ であった。

　担癌率、SM 浸潤率ともに管状絨毛腺腫、鋸歯状腺腫、管状腺腫の順に高かった。

腺腫内癌の背景組織

	非癌	粘膜内癌	SM 浅層癌	SM 深部癌	担癌率	SM 浸潤率
鋸歯状腺腫	66	1	1	0	2.9％	1.5％
管状腺腫	12,442	189	12	15	1.7％	0.2％
管状絨毛腺腫	271	49	1	4	16.6％	1.5％

2002.11.01～2016.12.31　高木篤

2．正常粘膜

　de novo 癌は正常粘膜から腺腫を伴わない粘膜内癌として発生する。

　高分化腺癌（tub1）、中分化腺癌（tub2）、低分化腺癌（por）があるが、ほとんどが高分化腺癌である。

　私のデータでは tub1：91.9％、pap（乳頭腺癌）：1.6％、tub2：6.5％であった。

3. 鋸歯状病変
過形成

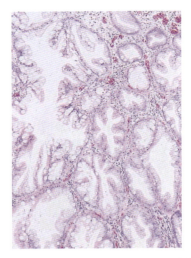

過形成（hyperplastic polyp：HP）は粘膜上皮の陰窩側に鋸歯状構造を持つ。
構造異型も細胞異型もない。
しかしK-rasやBRAFなどの遺伝子異常はあり、癌化はゼロではない。
過形成には主としてMVVHP、GRVHPの2つがある[26]。

MVVHP（microvesicular variant hyperplastic polyp）：微小胞型過形成	
GRVHP（goblet cell rich variant hyperplastic polyp）：杯細胞型過形成	

（他に、少ムチン型過形成（MPVHP）があるが、稀である）

以下にその特徴を示す[26]．
過形成は大腸の右側でも左側でも見かけるが、両者は性質が全く違う。

	微小胞型 MVVHP	杯細胞型 GRVHP
部位	右側大腸	左側大腸
鋸歯状変化	あり	目立たず
杯細胞の多寡	減少	豊富
細胞質の微小胞	あり	なし
核異型	様々	軽度
粘液形質	胃腸混合	腸型
遺伝子変異	BRAF	KRAS
MSI	なし	なし

過形成で隆起の強いものは要注意である。私は、頭部に陥凹を伴う有茎性の過形成で粘膜下深部浸潤癌を経験している（症例次頁）。

また、過形成様ピットを呈していても、隆起の強いもの、色調の赤っぽいものは鋸歯状腺腫のことがあるので注意する。

症例：過形成から発生したと考えられる有茎性大腸SM癌の1例

S状結腸の有茎性の過形成をポリペクトミーしたところ、病理でSM深部浸潤を指摘された症例である。後で見返して見ると頭部に陥凹があった。同部で2,000μmの浸潤を認めた。隆起の強い過形成、発赤の強い過形成は要注意である。

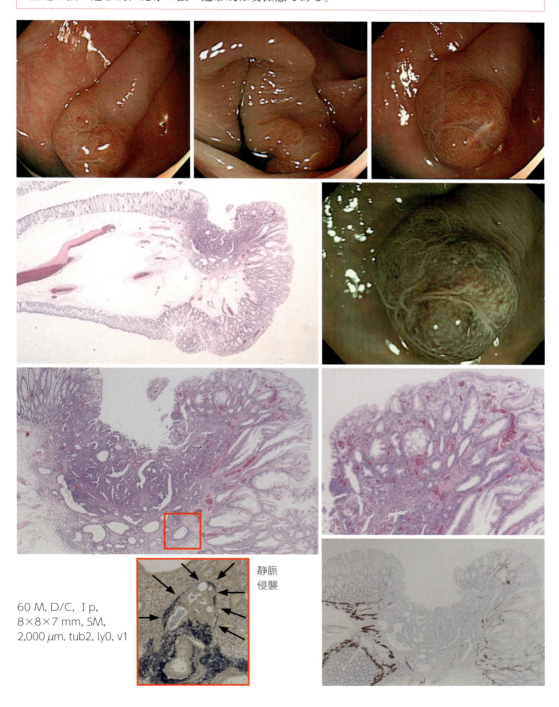

60 M, D/C, Ip, 8×8×7 mm, SM, 2,000μm, tub2, ly0, v1

静脈侵襲

SSA/P

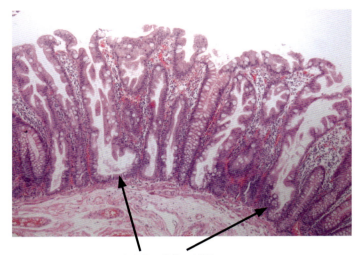

腺底部の腺管の拡張

　SSA/P は sessile serrated adenoma/polyp の略である。
　SSA/P は腺底部腺管の拡張、不規則分岐、水平配列（逆 T 字・L 字型の出現）が特徴的である。
　SSA/P は、遺伝子的には BRAF 遺伝子変異を有することが多い。
　SSA/P の癌化経路には2つある。
　1つ目は、マイクロサテライト不安定性（MSI）を獲得し、SSA/P with CD（cytological dysplasia）を経て、髄様癌※に至る経路であり、全体の 90％を占め、予後良好である（p.17 の症例）。
　2つ目は、p53 変異を獲得し、低分化癌に至る経路であり、全体の 10％を占め、予後不良である（p.19 の症例）。

---

①SSA/P　→MSI 獲得　→CD　→髄様癌※（全体の 90％予後良好）
②SSA/P　→p53 変異　　　　→低分化癌（全体の 10％予後不良）

※髄様癌（medullary carcinoma）の組織学的特徴は、以下の通りである（p.17 の症例）。
①por1 相当の腺管形成の乏しい癌成分
②間質および腫瘍上皮内への密なリンパ球浸潤
③MSI およびミスマッチ修復（mismatch repair；MMR）機能欠損

症例：SSA/P 由来と考えられる上行結腸の LST-NG 型 SM 癌の 1 例

褪色調の LST-NG 病変である。わずかな陥凹を認める。EMR をしたところ、同部のみならず、手前側の白色隆起部でも髄様癌が 1,000 μm 程度の SM 浸潤をしていた。隆起部ではⅡ型ピット、陥凹部ではVi高度不整を呈していた。SSA/P の cytological dysplasia から癌化し、SM 浸潤した髄様癌の 1 例と考えられる。

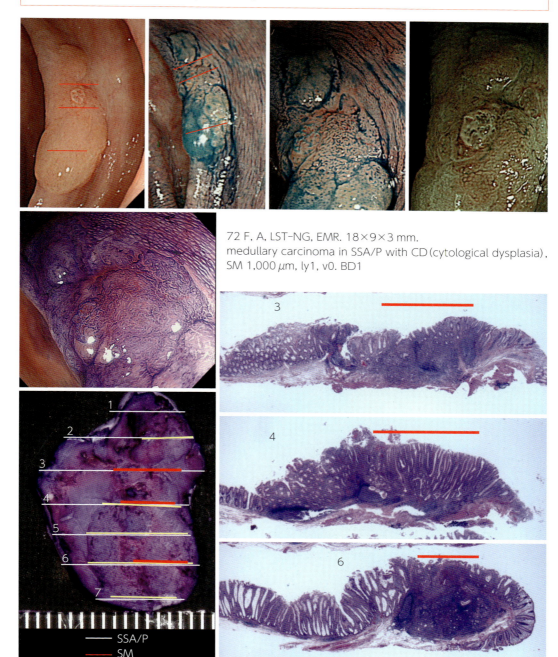

72 F, A, LST-NG, EMR. 18×9×3 mm.
medullary carcinoma in SSA/P with CD (cytological dysplasia), SM 1,000 μm, ly1, v0. BD1

鋸歯状腺腫

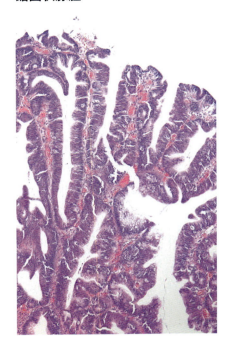

　鋸歯状腺腫は鋸歯状腺管に細胞異型を伴う。癌化すれば、構造異型、細胞異型とも強くなる。鋸歯状腺腫の臨床病理学的特徴は以下の通りである[20]。

鋸歯状腺腔と芽出（budding）が特徴的
核異型は軽度で、細胞質は幅広く、好酸性が特徴
左側結腸に好発
成人に発症
癌化は1〜2%

> **症例：上行結腸の鋸歯状病変から発生したと考えられる低分化腺癌を有するⅠs型SM深部浸潤癌の1例**

80歳の女性。上行結腸の陥凹を伴う白色隆起病変を認めた。隆起部に絨毛状ピット、陥凹部にVNピットを認めた。total biopsy目的でEMRしたところ、鋸歯状病変から発生した低分化腺癌と診断された。右側結腸の鋸歯状病変からはこのような病変が発生することがある。

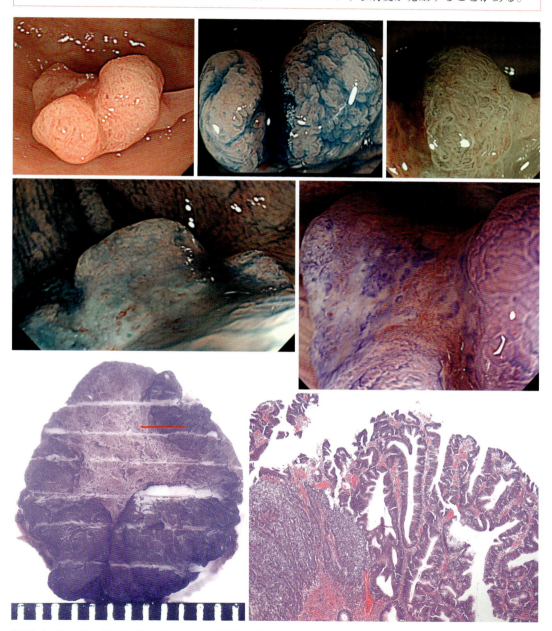

80 F, A, Ⅰs+Ⅱc, EMR, 14×12×8 mm, SM 2,000 μm, por, ly0, v0

粘液形質と鋸歯状病変

　消化管や気道などの上皮細胞が産生・分泌する粘液の主成分はムチンとよばれる高分子糖蛋白である。ムチンのコア蛋白は"MUC"と略称され、発見順にMUCの後ろに番号をつけて分類されている。ムチンのコア蛋白は組織の戸籍謄本のようなものである。

　粘液染色によってムチンのコア蛋白を同定することは、腫瘍がどの組織に化生して発生したのかを明らかにできる。

　大腸癌も胃腺窩上皮（MUC5AC/HGM）、腸杯細胞（MUC2）、小腸刷子縁（CD10）に対するマーカーを用いて、大腸型、小腸型、胃型、混合型、分類不能型に分類可能である[20)21)22)]。

　これらは、発育進展のルートの解明や生物学的悪性度の判断に役に立つ。

	MUC2 大腸	MUC5AC 胃腺窩上皮細胞	MUC6 胃幽門・噴門腺	CD10 小腸刷子縁
管状腺腫（PG）	○			
管状腺腫（NPG）				○
絨毛状腫瘍	○	○		
SSA/P	○	○	(○)	
過形成（MVHP）	○	○	(○)	
右側大腸癌		○		
colitic cancer		○		

　大腸過形成性ポリープ、鋸歯状腺腫を含む、いわゆる"serrated polyp"は、MUC5ACに陽性になることが多く、胃腺窩上皮型の形質が見られやすい。

　大腸原発の腺癌の多くは腸型の粘液形質を呈するが、一部にMUC5ACが優位であるものも見られる。

　散発性の大腸癌でも見られるが、潰瘍性大腸炎を背景に発生した腺癌でMUC5AC優位の癌が多い。そのような大腸癌は浸潤部で粘液癌化しやすい。

　なお、ムチンは全身的には以下のようなものがある[23)]。

コア蛋白	主な存在部位
MUC1	膵腺房中心細胞・介在部、乳腺
MUC2	小腸・大腸（とくに杯細胞）、気道
MUC3	小腸、大腸、胆嚢
MUC4	大腸、気道
MUC5AC	胃腺窩上皮細胞
MUC5B	食道腺細胞、気道、唾液腺
MUC6	胃幽門腺・噴門腺、胃副細胞、十二指腸Brunner腺、食道噴門腺

典型的な大腸絨毛状腫瘍（villous tumor）は low grade malignancy と考えられるが、MUC2 とともに MUC5AC が陽性となりやすい。絨毛状腫瘍も浸潤すると粘液癌の形態をとりやすい腫瘍の一つである[23]。

増殖帯と鋸歯状病変

　正常細胞も腫瘍も腺管の特定の部位から細胞分裂による増殖を開始する。その部位を増殖帯という。

　この増殖帯もその組織の性質を表すため、病理診断に有用である。

　増殖帯の分布を見るには MIB-1 染色（抗 Ki-67 抗体の clone の一つ）が有用である。

　正常腺管の増殖帯は腺底部すなわち腺管下部にある。

　以下に腫瘍と鋸歯状病変の増殖帯の分布を示した[18)20)24)25]。黄色の部位が増殖帯の部位である。

	正常腺管	管状～絨毛腺腫	高分化腺癌	colitic cancer	過形成	SSA/P	鋸歯状腺腫
上部		黄		黄		黄	
中部		黄	黄	黄		黄	鋸歯状上皮の凹部
下部	黄		黄	黄	黄	黄	黄

　SSA/P は過形成や鋸歯状腺腫と違って、腺底部から腺管上部まで増殖帯が見られ、左右不均等になるのが特徴的である。

　なお、鋸歯状腺腫なども癌化すれば増殖帯が移動する。

マイクロサテライト領域

　マイクロサテライト領域とは、DNA の 1～数個の塩基が繰り返し出現している領域を指す。この領域は DNA 複製エラーを起こしやすく、エラーの蓄積によりその長さにばらつきが見られるようになる。このような状態をマイクロサテライト不安定性（MSI：micro satelite instability）という。MSI では、タンパク質をコードする遺伝子にも多数の変異が入っていることが多く、SSA/P やリンチ症候群の発癌に寄与する。

BRAF 変異と K-ras 変異

　K-ras は主として腺腫から癌になる経路（ACS）で出てくる。左側大腸にある杯中心型過形成で出ることもある。BRAF は serrated pathway で出てくる。マイクロサテライト領域の不安定性（MSI）の癌でよく出現するが、微小胞型過形成（p.14 参照）のように BRAF 陽性でも MSI 陰性の場合もある。

SSA/P 由来大腸癌の分子病理学的特徴

　大腸癌にはマイクロサテライト不安定型と染色体不安定型がある。SSA/P はマイクロサテライト不安定型癌の発生源として注目されている。

　マイクロサテライト不安定型の癌は遺伝子異常としては BRAF 変異、DNA のメチル化等があり、右側結腸に分布し、粘液形質は胃型であり、全体の 10% を占める。

　それぞれの特徴を以下にまとめた[26)]。

	マイクロサテライト不安定型	染色体不安定型
遺伝子異常	BRAF 変異※ （K-ras 変異） DNA のメチル化	K-ras 変異 p53 変異 ヘテロ接合性の消失
分布	右側	左側
粘液形質	胃型	腸型
全体の比率	10%	90%
癌の発生	SSA/P 由来癌 リンチ症候群（HNPCC）	腺腫・TSA 由来癌 通常大腸癌

　※遺伝的に大腸癌が若年発生するリンチ症候群による癌（遺伝性非ポリポーシス性大腸癌：HNPCC）もマイクロサテライト不安定性によるが、BRAF 変異は陰性である。

　最後に、鋸歯状病変切除の適応を考えてみた。

鋸歯状病変の切除適応（私案）
　鋸歯状腺腫
　SSA/P を疑う病変
　右側大腸の過形成
　左側大腸の過形成のうち、①10 mm 以上、②隆起が強いもの、③発赤が強いもの（鋸歯状腺腫様）

鋸歯状病変まとめ

	HP 過形成		SSA/P	TSA 鋸歯状腺腫
細胞異型 (N/C比↑)	なし		なし	あり
構造異型	なし		あり 拡張、不規則分岐、底部の水平配列（逆T字・L字型の出現）	なし （癌化すれば構造異型あり。）
増殖帯	腺底部から中間まで		上まである。 腺管の左右で不均等	中間部が少ないか縮小されている
	微小胞型	杯細胞型		
粘液形質	胃腸混合型 MUC5AC	腸型	MUC5AC MUC6	MUC5AC？
遺伝子異常	BRAF変異	K-ras変異	BRAF変異 マイクロサテライト不安定性（MSI）陽性	BRAF変異 K-ras変異
分布	右側	左側	右側	左側
通常観察	白色平坦		白色平坦。粘液の付着	白色平坦または松毬状、絨毛状
拡大観察	Ⅱ型。鋸歯状、乳頭状、星芒状		開Ⅱ型。	乳頭状、松毬状、鋸歯状

Column　左右の腸は脾弯曲で分ける

　SSA/P は右側結腸、鋸歯状腺腫や過形成は左側結腸に多い。この場合の右側、左側はどこで分けるのであろうか。横行結腸の中央部であろうか。実は、脾弯曲、厳密に言うと、横行結腸左1/3付近に、発生学的・解剖学的な左右の分岐点がある[27]。

	右側結腸	左側結腸
範囲	盲腸、横行結腸	下行結腸、S状結腸、直腸
発生	中腸	後腸
血管支配	上腸間膜動脈	下腸間膜動脈
交感神経	胸髄	腰髄
副交感神経	延髄	仙髄
生理機能	ゆっくりした動きで食物残渣を固形化する	短時間に糞塊を送る
管腔内容物	半流動	固形
杯細胞の粘液性状	中性ムチン	酸性シアロムチン
Paneth 細胞	存在することあり	なし

　同部を境にして発生、血管支配、交感神経支配、副交感神経支配、生理機能、管腔内容物、杯細胞の粘液性状、Paneth 細胞が、全く別の臓器のように異なっている。

4. 異形成 (dysplasia)

　潰瘍性大腸炎の全大腸型で7〜10年経過した粘膜には、異形成という前癌病変が出現することがある。

　異型の強い異形成が出現する場合、全大腸粘膜が前癌状態である可能性もあり、大腸全摘術が勧められる。

　潰瘍性大腸炎の異形成粘膜から発生したと考えられる大腸癌を colitic cancer と呼ぶ。

　異形成は通常、高さのない病変であるが、中には隆起した病変もあり、DALM (dysplasia-associated lesion or mass) と呼ばれる。以下に横行結腸の DALM の症例を提示する。

症例：上行結腸の進行癌に合併した横行結腸の DALM の1例

症例は35歳男性．20歳台前半に潰瘍性大腸炎を発症．
上行結腸の80×70mmの2型の進行癌による狭窄にて大腸全摘術を施行。主病変は colitic cancer と考えられる粘液癌を主体とする癌で ss 以上，ly2，v1，n0，H0 であった．
術前 CS にて横行結腸には3〜4mmの顆粒が集簇する平坦隆起性病変を認めた。色調は弱赤色調で周辺粘膜とほぼ同等の色調であった。ピオクタニン染色にて拡大観察を施行。ⅣL型ピットの間に小型の正常ピットが混在する所見であった。

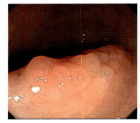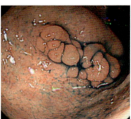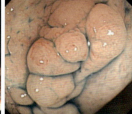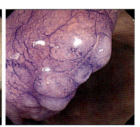

外科的切除を行った。径18×10mmで、粘膜内には軽度異型管状腺腫に相当する病変が形成されるが、粘膜下層のごく浅い部位に、量は少ないが腺癌と考えられる部位を認めた。
一部に SM 浅層浸潤を伴うと考えられた。

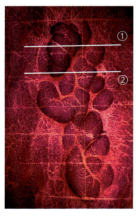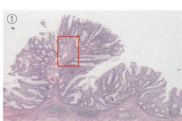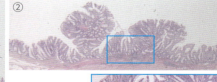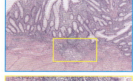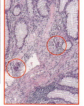

管状腺腫相当であるが、割①②の粘膜下の浅層にごく僅かな腺癌あり。

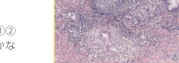

症例：頻回のCSによる経過観察中13年目のUCに発症したcolitic cancerの1例

多発するpolypoid mucosal tagの間に粗造な粘膜を認め、頻回に内視鏡検査をしていたにも関わらず、突然の進行癌を発症した症例である。

症例：33歳男性。潰瘍性大腸炎全大腸型にて発症5年目から当院に通院開始。右のごとく頻回にCSを実施。

＜CS履歴＞
① 5年目10月
② 7年目 6月
③ 9年目 8月
④ 9年目10月
⑤10年目 2月
⑥10年目 6月
⑦10年目 9月
⑧11年目 2月
⑨11年目 9月
⑩12年目 3月
⑪13年目 1月
⑫13年目 7月

13年目の1月のCS。
polypoid mucosal tagを認める。S状結腸の粗造な背景粘膜から生検したがGroupⅠ。

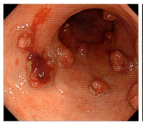 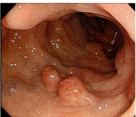 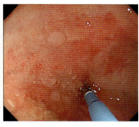

同年の7月にCS再検。
RSからの生検でGroupⅤ（低分化腺癌）が検出された。写真は9月の術前CS。

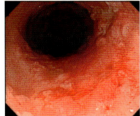 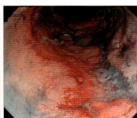 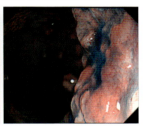

9月に大腸全摘。病理所見は、adenocarcinoma、pSS（2 mm）、por=sig、ly3、v3、pN2（16/36）、PM0、DM0　StageⅢbであった。

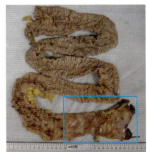 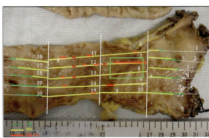
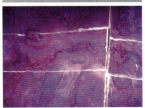 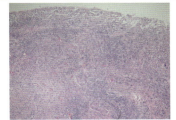

5. SM癌の転移リスク

1　癌が粘膜下層に浸潤すると転移リスクがある

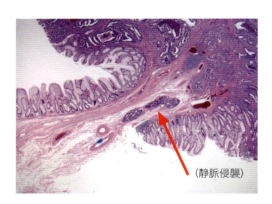
（静脈侵襲）

　SM層に浸潤したSM癌は一般に10％程度リンパ節転移すると言われている（「私のデータ」では20/208＝9.7％）。しかしSM癌の約90％は転移しないので、内視鏡治療と外科治療のグレーゾーンと言える。

　粘膜から発生した上皮性腫瘍は、癌化すると粘膜筋板を破って粘膜下層へと浸潤する（根っこをはる）。

　粘膜下層にはリンパ管や静脈などの脈管が待ち構えている。リンパ管や静脈に癌が侵襲すると（片足つっこむと）転移する。リンパ管を通じて周辺のリンパ節へ、静脈を通じて肝臓や肺に転移する。

　粘膜下層に浸潤しているかどうかは、病理標本で粘膜筋板が断裂しているかで診断する。粘膜筋板は、粘膜と粘膜下層を分ける薄い平滑筋の層である。粘膜筋板が断裂しているかどうかの区別がつきにくい場合には、後述する免疫染色（デスミン染色）が有用である。

2　浸潤距離が深いほど転移のリスクが高い

　SM癌の浸潤距離は、粘膜筋板が残っている場合には粘膜筋板からの距離を、粘膜筋板が残っていない場合には表層から計測する[28]。

　一般に浸潤距離が1,000 μm（1 mm）未満で高分化な癌であれば、転移しないと考えられている。逆にSM浸潤距離が1,000 μm（1 mm）以上は転移のリスクとなる。

3　先進部がバラけるほど転移しやすい

　SM浸潤の先進部（根っこの先っちょ）がバラけてくるほど転移しやすい。リンパ管や静脈などに片足をつっこみやすくなるからである。

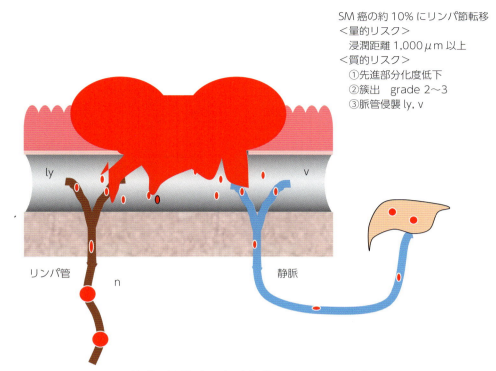

粘膜下浸潤（SM）癌転移のリスクファクター

先進部の「ばらけ」の指標として以下がある。

①分化度の低下
②簇出
③脈管侵襲

SM浸潤距離が「量的リスク」とすれば、これらは「質的リスク」と言える。

1．分化度の低下

　癌浸潤の先進部の分化度が低下するにつれ、すなわち高分化、中分化、低分化になるにつれ、転移しやすくなる[28]。

　分化度とは、癌の構造が、もともとの正常粘膜の組織型への似通っている度合いである。もともとの正常腺管と同じ構造を比較的保っていれば高分化、構造のくずれが強ければ低分化で、その中間が中分化である。

第Ⅰ章　大腸癌の発育進展と臨床病理

2. 簇出

簇出とは SM 癌浸潤先進部の究極の「ばらけ」状態である。
これがあると転移のリスクが高まる。

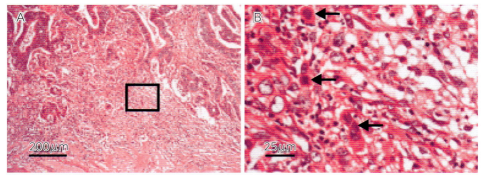

大腸癌治療ガイドライン[29]より転載

簇出は癌発育先進部間質に浸潤性に存在する1〜4個の構成細胞からなる癌胞巣のことである。構成細胞が5個以上の癌胞巣は低分化胞巣と呼ぶ。

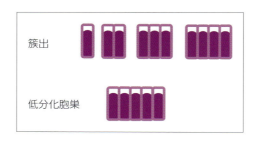

大腸癌治療ガイドライン[29]では、簇出が最も高度な領域を選択後、20×10倍視野で個数をカウントし、以下のように Grade 1〜3 に分類している。

```
Grade 1：0〜4個
Grade 2：5〜9個
Grade 3：10個以上
```

Grade 2、3 では Grade 1 より有意に転移するリスクが高い[30]。
簇出の正確な判定にはサイトケラチン染色も有用である。

3. 脈管侵襲

癌の標本をプレパラートで見た時、粘膜下層のリンパ管や静脈にばらけた癌が入っている所見のことである。当然のことながら、転移しやすい。これらは通常の HE 染色（ヘマトキシリン・エオジン染色）では脈管壁がリンパ管なのか静脈なのかがわからない場合もある。迷った場合には、次項のような特殊染色が有用である。

4. SM浸潤癌を正確に診断する特殊染色法

前述のように、通常のHE染色（ヘマトキシリン・エオジン染色）では粘膜筋板、静脈壁、リンパ管壁がわかりにくいことがある。はっきりさせるためには、以下の免疫染色を追加するとよい。

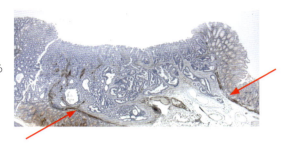

デスミン：粘膜筋板を染色する

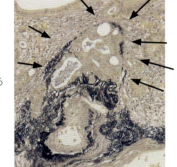

EVG：静脈壁の弾性板を染色する

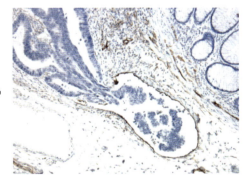

D2-40：リンパ管壁を染色する

SM癌の免疫染色

粘膜筋板	：デスミン
静脈壁	：EVG, VB（Victoria Blue）
リンパ管壁	：D2-40
簇出	：サイトケラチン

これらにより、粘膜下浸潤、静脈侵襲、リンパ管侵襲、簇出が明瞭となる。

5. head invasion の落とし穴

　有茎性のSM癌の場合、頭部の粘膜筋板が錯綜し、どこから粘膜下浸潤かわかりにくい場合がある。その際には、頭部内に癌が限局していれば、転移がほとんどないことがわかっている。これを「head invasion」と呼ぶ。

　しかし、粘膜筋板が錯綜しておらず、粘膜筋板を同定できるSM癌の場合、通常のSM癌と同じ扱いをするべきである。つまりhead invasionの概念を適応してはならない。

　実は、head invasionと呼べるのは粘膜筋板が錯綜して、上下がどちらかわからない場合のみであって、この頻度は少ない。したがって、頭部にSM癌がとどまっているという理由だけで追加的外科切除を施行せずに経過観察すると、次のページの症例のように、転移再発して大変なことになる。ガイドラインに準拠した正しい転移リスク診断が重要な所以である[29]。

大腸癌治療ガイドライン2016（黒枠部分）[29]

粘膜筋板が同定・推定不能なら病変表層から測定

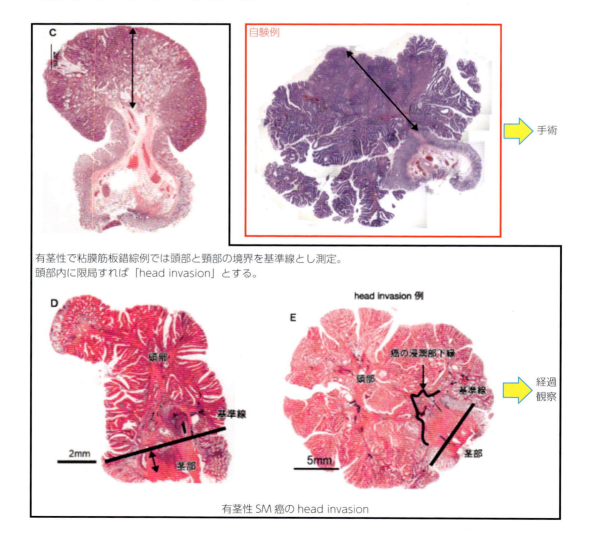

有茎性で粘膜筋板錯綜例では頭部と頸部の境界を基準線とし測定。
頭部内に限局すれば「head invasion」とする。

有茎性SM癌のhead invasion

症例：EMRの6年後に遺残再発した上部直腸のIp型SM癌

本例は浸潤距離6,000μmのSM癌であったが、脈管侵襲、簇出とも陰性で、有茎性ポリープのhead invasionと診断され、経過観察をしたところ、6年後に遺残再発した。粘膜筋板は錯綜しておらず、癌の上部から計測すると6,000μmの浸潤であり、追加切除の適応であったと考える。

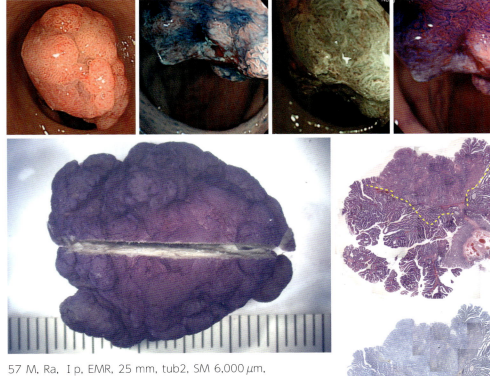

57 M, Ra, Ip, EMR, 25 mm, tub2, SM 6,000μm, ly0, v0, BD1

2009/09/25　EMR
2010/08/22　CF、CT 異常なし
2011/04/12　CF 異常なし
2015/09/08　CF 遺残再発

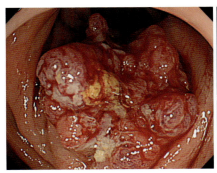
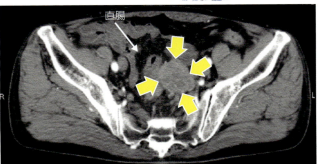

45 mm, type1, SS, tub2, ly0, v3, n1 #251（1/8）肝・肺転移なし

6. 大腸癌の診断と治療選択

1 治療に必要な大腸癌の3つの診断

大腸の腫瘍性病変（非腫瘍を含む）の必要十分な治療のために、病変の進展に応じて以下の3つを診断する。

> a. 腫瘍診断
> b. 癌診断
> c. 深達度診断

a. 腫瘍診断

まず、非腫瘍と腫瘍を鑑別する。

非腫瘍であれば癌になるリスクがなく原則として治療は不要である。大腸の腫瘍性病変においては、放置するリスクと切除するリスクを比較する。切除するリスクより放置するリスクが高い場合には切除すべきであり、そうでなければ放置すべきである。

切除するリスク：穿孔、出血などの合併症
放置するリスク：癌化による将来の大腸癌死

切除する必要のない病変、切除すべきでない病変を切除すると、後述のように「バチがあたる」ことがある（参照：反転憩室 p.105）。

b. 癌診断

腫瘍性病変であれば、腺腫か癌かを鑑別する。

癌であれば切除病変の水平断端、垂直断端陰性の完全切除をめざす。垂直断端陰性であることを証明するためには、当然のことながら、粘膜筋板を含めて粘膜下層まで切除する必要がある。

腺腫あるいは粘膜内・SM 浅層の高分化腺癌であれば内視鏡的に切除が可能である。

c. 深達度診断

癌であれば、粘膜上皮にとどまるかそれ以深かを鑑別する。

大腸壁は、ザックリ言えば、粘膜と筋層の2層からなる。大腸の内腔の内側の薄い膜であり、筋層は大腸の外側の壁である。そして、粘膜と筋層の間に、比較的疎な（スカスカな）、グレーゾーンである粘膜下層がある（次頁図参照）。

粘膜上皮にとどまれば内視鏡的に完全切除可能である。

癌が MP（固有筋層）まで浸潤すると、内視鏡的切除を行うと筋層を傷つけて穿孔するため、物理的に切除できない。

粘膜下層は内視鏡的切除と外科的切除のグレーゾーンである。

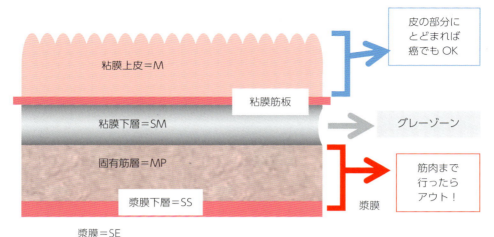

内視鏡的に切除可能な領域

2 大腸腫瘍の診断と治療選択

　近年、ESD（内視鏡的粘膜下層剥離術、endoscopic submucosal dissection）が普及し、SM深部浸潤癌でも物理的には切除できるようになった。

　しかし、後述のようにSM層の深部に浸潤するとリンパ節転移、遠隔転移のリスクがあるため、追加的外科手術が必要な場合もある。

　したがって、腫瘍診断、癌診断、深達度診断は下図のように治療と深く結びついている。

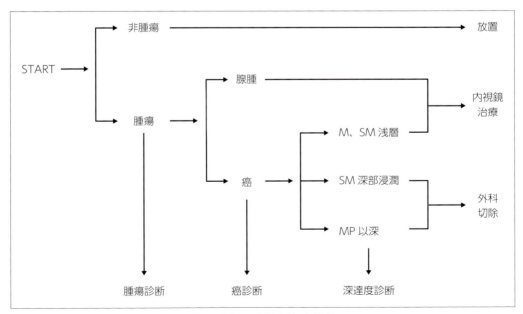

大腸腫瘍の診断と治療選択

第Ⅰ章　大腸癌の発育進展と臨床病理　33

3　内視鏡で切除すべきもの

癌化の能力（malignant potential）を有する良性腫瘍か、SM浅層浸潤までにとどまり、リンパ節転移のリスクがない早期癌

鋸歯状腺腫
SSA/P を疑う病変
右側大腸の過形成
左側大腸の過形成のうち、①10 mm 以上、②隆起が強いもの、③発赤が強いもの（鋸歯状腺腫様）
管状腺腫（tubular adenoma）、管状絨毛腺腫（tubulovillous adenoma）、腺腫内癌（cancer in adnoma）、粘膜内癌（M 癌）〜浅層の粘膜下層浸潤癌（SM 癌）

粘膜内にとどまる高分化腺癌は転移のリスクがないと言われている。

Column　小さな腺腫を切除すべきかどうか

　欧米では腺腫癌化説が主流のため、小さな腺腫でも切除し、clean colon を目指す。日本では 5 mm 以下のものは経過観察することがある。

　しかしアメリカでは大腸癌は減少しているのに対し、日本では増加している。

　米国が健診精査率向上や食事指導などで国を揚げての努力した効果が出ているとも言えるが、大腸内視鏡で腺腫を目の敵にして切除しているからでもあるだろう。

　患者さんの立場にたっても、確率は低いが癌になる可能性がゼロではないポリープを経過観察することは、不安は残るだろう。

　何よりも「結果にコミットする」という観点で言えば、大腸癌死で遅れをとっている日本が、小さな腺腫を切除しないことは正当化されないと思う。

　確かにポリープの 80％ を占める低異型度の腺腫は本当に癌になるかは不確かである。腺腫はメインルートでないかもしれない。それでも低い確率ながら癌になるものもないとは言えない。

　近年では安全に切除できる cold polypectomy も普及している。積極的にポリープを切除すれば良いと私は考える。

第Ⅰ章のまとめ

①大腸癌は増加傾向にある。
②ポリープを切除することは大腸癌の罹患率と死亡率を下げる。
③腺腫発見率の高い内視鏡医がフォローすると大腸癌発生危険率が10分の1以下になる。
④上皮性腫瘍は粘膜内に発生し、粘膜下層、筋層へと浸潤していく。
⑤大腸癌の発育進展には1）腺腫癌化説、2）de novo 発癌説、3）serrated pathway、4）colitic cancer の4つがある。
⑥腺腫癌化説では隆起型発育をする PG 癌、de novo 学説では平坦型発育をする NPG 癌が起源となる。
⑦腺腫内癌の背景組織を見ると、鋸歯状腺腫、管状腺腫、管状絨毛腺腫の担癌率はそれぞれ 2.9%、1.7%、16.6%、SM 浸潤率はそれぞれ 1.5%。0.2%、1.5% であり、管状絨毛腺腫、鋸歯状腺腫の担癌率、SM 浸潤率が高かった。
⑧NPG 癌は K-ras 変異を経ずに癌化し、増殖帯が腺底部にあり、早期に SM 浸潤しやすい。
⑨腺管密度は back to back という構造異型と関係している。
⑩私のデータでは、M 癌、SM 浅層癌、SM 深部癌と深達度が増すにつれて de novo 癌率は 33.9%、74.6%、80.9% と増加していた。SM 浅層癌ですでに de novo 癌率が 74.6% であることは、de novo 学説を支持している。
⑪過形成、鋸歯状腺腫、SSA/P などの鋸歯状病変も癌化のポテンシャルがある。
⑫過形成には微小胞型と杯細胞型がある。微小胞型は右側大腸にあり、鋸歯状変化があり、粘液形質が胃腸混合型で、遺伝子変異が BRAF が関与しているのに対し、杯細胞型は、左側大腸にあり、鋸歯状変化が目立たず、粘液形質は腸型で、K-ras 遺伝子変異が関与している。
⑬SSA/P は右側大腸に多く、マイクロサテライト不安定型の大腸癌に関連している。
⑭鋸歯状腺腫の切除適応（私案）
　鋸歯状腺腫
　SSA/P を疑う病変
　右側大腸の過形成
　左側大腸の過形成のうち、①10 mm 以上、②隆起が強いもの、③発赤が強いもの（鋸歯状腺腫様）
⑮右側大腸と左側大腸は脾弯曲付近で分ける。
⑯colitic cancer は胃型の粘液形質を持ち、増殖帯が腺底部にあり、SM 浸潤してから低分化腺癌などに脱分化する。
⑰colitic cancer は発見しにくく、頻回の生検で癌や異形成（dysplasia）を見落とさないことが重要である。
⑱SM 癌は 10% 程度リンパ節転移する。浸潤距離 1,000 μm 以上、先進部の分化度の低下、簇出、脈管侵襲陽性の場合は転移しやすい。
⑲SM 癌の head invasion は、粘膜筋板が錯綜している場合のみに適応される。
⑳腫瘍診断、癌診断、深達度診断に応じて、適切な治療を選択する必要がある。

第Ⅰ章 参考文献

1) Winawer SJ, et al：Prevention of colorectal cancer by colonoscopic polypectom. N Engl J Med 329：1977-81, 1993.
2) Zauber AG, et al：Colonoscopic polypectomy and long-term prevention of colorectal-cancer deaths. N Engl J Med 366：687-696, 2012.
3) Kaminski MF, et al：Quality indicators for colonoscopy and the risk of interval cancer. N Engl J Med 362：1795-803, 2010.
4) Morson BC：Precancerous and early malignant lesions of the large intestine. Br J Surg 55：725-31, 1968./ Morson B：President's address. The polyp-cancer sequence in the large bowel. Proc R Soc Med 67：451-7, 1974.
5) Vogelstein B, et al：Genetic alterations during colorectal-tumor development.N Engl J Med 319：525-532, 1988.
6) 狩谷 淳, 他：Ⅱc型大腸早期癌が認められた家族性大腸ポリポーシスの一例. 胃と腸12：1359-1364, 1975.
7) 東郷実元, 中村恭一：大腸腺腫および癌の病理形態学的研究：構造異型のMorphometricな分析による良性悪性の鑑別について. 胃と腸 18：423-432, 1983.
8) 渋谷 進, 中村恭一, 他：大腸上皮性腫瘍生検組織の異型度の客観化. 胃と腸 19：1341-1348, 1984.
9) 西沢 護, 他：実体顕微鏡および臨床からみた早期大腸癌の発生・発育・進展. 胃と腸 20：831-841, 1985.
10) 工藤進英, 他：微小Ⅱc型早期大腸癌の1例. 胃と腸 20：883-887, 1987.
11) Ikegami M：A pathological study on colorectal cancer. From de novo carcinoma to advanced carcinoma. Acta Pathol Jpn 37：21-37, 1987.
12) Shimoda T, Ikegami M, et al：Early colorectal carcinoma with special reference to its development de novo. Cancer 64：1138-1146, 1989.
13) 中村恭一：大腸癌の構造. 医学書院, 1989.
14) Yukawa M, Fujimori T, et al：Comparative clinicopathological and immunohistochemical study. Gut 35：1258-1261, 1994.
15) 小井戸薫, 下田忠和：大腸腺腫, 癌における増殖細胞の免疫組織化学的検討. 日本消化器病学会雑誌 89：2664-2672, 1992.
16) Longacre, TA et al：Mixed hyperplastic adenomatous polyps/serrated adenomas. A distinct form of colorectal neoplasia. Am J Surg Pathol 14：524-537, 1990
17) Torlakovic E et al：Serrated adenomatous polyposis in humans. Gastroenterology 110：748-755, 1996.
18) 味岡洋一, 他：炎症性腸疾患における癌化・発育進展—潰瘍性大腸炎における大腸癌の組織発生. 胃と腸 43：1935-1946, 2008.
19) 藤盛孝博：消化管の病理学. 医学書院, 2004.
20) 菅井 有, 他：SSA/Pと粘液性状と遺伝子解析. 消化器内視鏡 24：1119-1127, 2013.
21) 八尾隆史：早期大腸癌の病理—大腸上皮性腫瘍における粘液形質発現の意義. 胃と腸 45：705-709, 2010.
22) 八尾隆史：大腸鋸歯状病変へのアプローチ—鋸歯状病変の病理診断. 日消病誌 112：669-675, 2015.
23) http://immuno2.med.kobe-u.ac.jp/20070516-2624/
24) 田中忠幸, 他：Ki-67免疫染色を用いたSSA/Pと過形成ポリープの鑑別. Progress of Digestive Endoscopy 78：50-52, 2, 2011.
25) 鷹橋伸子, 他：潰瘍性大腸炎に合併した異型腺管における増殖細胞とアポトーシス細胞の検討. 慈恵医大誌 118：261-271, 2003.
26) 菅井 有, 他：大腸鋸歯状病変の臨床病理と分子異常. 日本消化器病学会雑誌 112：661-668, 2015.
27) 佐藤洋一：右の結腸, 左の結腸の発生学的・解剖学的差異. 胃と腸 47：1920-1926, 2012.
28) 田中信治, 他：大腸sm癌の内視鏡的治療適応条件—大腸sm癌149病変の内視鏡的・臨床病理学的検討から. 広島医学 46：947-952, 1993.
29) 大腸癌研究会：大腸癌治療ガイドライン 医師用2016年版. 金原出版, 2016.
30) 河内 洋, 他：大腸SM癌治療における簇出の意義. 大腸疾患NOW2009（武藤徹一郎 監修）, 日本メディカルセンター, 東京, 2009, 127-132

第Ⅱ章
マクロ診断学―形を極める

第Ⅱ章　概要

　本章では、まず「A．肉眼型と生物学的悪性度」で、私のデータを元に、大腸癌取扱い規約の肉眼型ごとの組織と生物学的悪性度を明らかにする。
　つづいて、「B．組織と肉眼所見」で、逆に組織別の肉眼像のシリーズと肉眼型の内訳を提示する。
　その中で、大腸 SM 癌の肉眼像と肉眼所見についても重点的に解説する。

A. 肉眼型と生物学的悪性度

本章では、まず肉眼型からみた生物学的悪性度を解説する．

1 大腸上皮性腫瘍の肉眼型

大腸腫瘍の肉眼型は、腫瘍診断、癌診断、深達度診断に重要な所見である。

大腸癌取扱い規約[1]では隆起型をⅠ型、丈の低い表面型をⅡ型としている。Ⅰ型をさらに茎（p：peduncle）のあるものとないもの（s：sessile）とその中間（ps）を亜分類している。

Ⅱ型は表面が隆起したもの（a）、平坦なもの（b）、陥凹したもの（c）に分類し、さらにⅡaとⅡcの複合型をⅡc＋Ⅱa、Ⅱa＋Ⅱcと表現している。

それ以外に、側方発育進展を表現したLST（laterally spreading tumor）がある。LSTは厳密に言えばⅡaやⅠsに含まれるものであるが、特異な形態からLSTと表現することが多い。LSTには顆粒型（LST-granular、以下LST-G）と非顆粒型（LST non-guranular、以下LST-NG）がある。

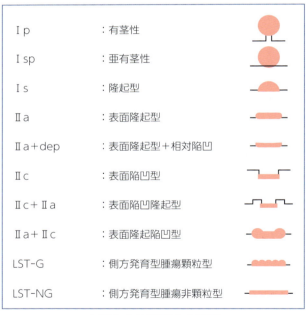

大腸上皮性腫瘍の肉眼型

2 肉眼型と組織型

1994年4月から2016年12月までに私自身が撮影・診断し、内視鏡治療もしくは当院外科で切除した18,918病変（以下「私のデータ」）の肉眼型と組織型の集計表を供覧する。

また、肉眼型と悪性度も示す。これによれば、平坦病変や陥凹病変では担癌率、SM癌率が高い。

肉眼型と組織

	HP	SSA/P	SA	TA	TVA	CIA	M ca	SM	MP	SS/A1	他	合計
Ip	28	0	28	609	113	86	16	37	1	0	37	955
Isp	181	4	64	3,219	144	112	36	45	5	1	110	3,921
Is	851	30	83	8,382	70	58	26	45	10	3	463	10,021
IIa	300	24	17	2,598	10	8	18	4	0	1	173	3,153
IIa+dep	21	0	0	244	0	0	5	3	0	0	12	285
IIc	1	0	0	35	0	0	1	2	0	0	0	39
IIc+IIa	0	0	0	7	0	0	1	1	0	1	0	10
IIa+IIc	0	0	0	25	0	0	12	39	20	13	1	110
LST-G	2	0	11	87	46	39	11	6	0	2	1	205
LST-NG	11	8	3	122	6	21	24	26	1	0	0	222
合計	1,395	66	206	15,328	389	324	150	208	37	21	797	18,921

1994.04〜2016.12　高木篤

HP：過形成ポリープ　CIA：腺腫内癌
SA：鋸歯状腺腫　M ca：粘膜内癌
TA：管状腺腫
TVA：管状絨毛腺腫

	担癌率%	SM以深率%
Ip	14.7	4.0
Isp	5.1	1.3
Is	1.4	0.6
IIa	1.0	0.2
IIa+dep	2.8	1.0
IIc	7.7	5.1
IIc+IIa	30.0	20.0
IIa+IIc	76.4	65.4
LST-G	28.3	3.9
LST-NG	32.4	12.2

肉眼型と悪性度
1994.04〜2016.12　高木篤

3 肉眼型別にみた担癌率

肉眼型別の担癌率を以下に示す。

平坦、平滑あるいは陥凹を有する病変が担癌率が高いことがわかる。

1位	：Ⅱa＋Ⅱc	78.5%
2位	：LST-NG	32.6%
3位	：Ⅱc＋Ⅱa	30.0%
4位	：LST-G	28.5%
5位	：Ⅰp	14.8%
6位	：Ⅱc	7.7%
7位	：Ⅰsp	5.1%
8位	：Ⅱa＋dep	2.8%
9位	：Ⅰs	1.6%
10位	：Ⅱa	0.9%

肉眼型別の担癌率

1994.04～2016.12　高木篤

4 肉眼型別にみた SM 以深浸潤率

肉眼型別の SM 以深癌の比率を以下に示す。

Ⅱa＋Ⅱc などの陥凹型勢が上位を独占するが、LST-NG も SM 癌の比率が高い。

1位	：Ⅱa＋Ⅱc	67.3%
2位	：Ⅱc＋Ⅱa	20.0%
3位	：LST-NG	12.4%
4位	：Ⅱc	5.1%
5位	：Ⅰp	4.0%
6位	：LST-G	3.9%
7位	：Ⅰsp	1.3%
8位	：Ⅱa＋dep	1.0%
9位	：Ⅰs	0.6%
10位	：Ⅱa	0.2%

肉眼型別の SM 以深癌の比率

1994.04～2016.12　高木篤

5 肉眼型と de novo 癌率

非癌から M 癌、SM 癌までの早期癌まで病変において、腺腫を伴わない de novo 癌の率を肉眼形態別に示す。Ⅱa＋Ⅱc、Ⅱc＋Ⅱa、LST-NG などの表面型は癌の場合の de novo 癌率が高い。

順位	肉眼型	癌率
1位	：Ⅱa＋Ⅱc	64.9%
2位	：Ⅱc＋Ⅱa	28.6%
3位	：LST-NG	21.8%
4位	：LST-G	7.8%
5位	：Ⅰp	4.4%
6位	：Ⅱc	3.2%
7位	：Ⅰsp	2.1%
8位	：Ⅱa＋dep	2.0%
9位	：Ⅱa	0.7%
10位	：Ⅰs	0.6%

肉眼型別の de novo 癌率
1994.04〜2016.12　高木篤

用語解説：肉眼型、肉眼所見、肉眼像

肉眼型とは大腸癌取扱い規約にある分類に従ったⅠs、Ⅰsp、Ⅰp…などの肉眼型分類を指す。

肉眼像とは、拡大をしていない通常内視鏡像、インジゴカルミン撒布遠景像などのマクロ的内視鏡像そのものを指す。

肉眼所見とは、「中赤色」「陥凹がある」のように、その肉眼像から読み取れる所見を指す。

次ページ以降に肉眼型の臨床病理を解説する。

6 肉眼型別にみた臨床病理

Ｉｐの臨床病理

Ｉｐは有形性ポリープである。

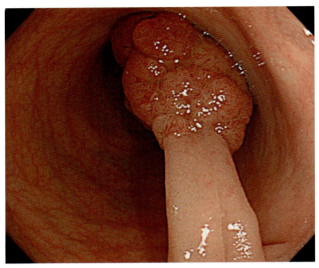

S, Ｉｐ, polypectomy, 19×15×14 mm, 腺腫内癌

組織型としては管状腺腫、管状絨毛腺腫、鋸歯状腺腫、過形成などがある。

Ｉｐの組織型

管状腺腫	63.8%
管状絨毛腺腫	11.8%
腺腫内癌	8.7%
SM癌	3.9%
鋸歯状腺腫	2.9%
過形成	2.9%

1994〜2016　高木篤

担癌率	14.8%
SM以深率	4.0%
de novo 癌率	4.4%

1994〜2016　高木篤

Ｉｐの de novo 癌率は4.4％で、主として腺腫由来の癌が多い。

Ｉｐは増大すると腺腫内に癌が発生し、一部が浸潤していく。

SM浸潤した場合、頭部がしばしば陥凹する。

チェックポイント
　頭部：陥凹、緊満感、出血
　茎部：太まりの有無、長さ

症例：リンパ節転移を伴った有茎性 SM 深部浸潤癌の1例

頭頂部が陥凹するゴツゴツしたⅠp型ポリープで茎部に浸潤し、脈管侵襲陽性で、リンパ節転移を伴っていた。

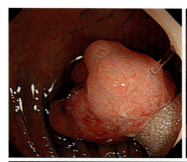
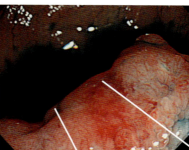
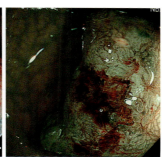

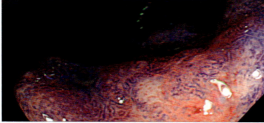

頭頂部の陥凹部は易出血性で、拡大でピットが不明瞭化、染色性の低下、一部無構造に見える部位もある。

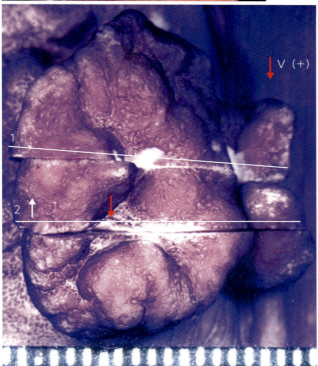
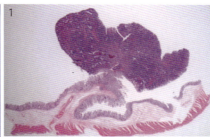
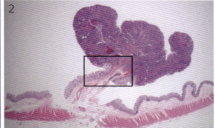
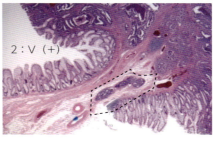

60 M, S, ope, 21×18×9 mm, tub2, SM 10,000 μm, ly1, v1, n1

症例：頭部の起始部に陥凹を有した大腸Ip型SM massive癌の1例

茎部に近い頭部の根本に陥凹があり、同部でSM深部浸潤していた症例である。ピオクタニン染色で陥凹部にⅤⅰ高度不整ピットを認める。Ｉｐではこのような陥凹をしっかり確認する必要がある。

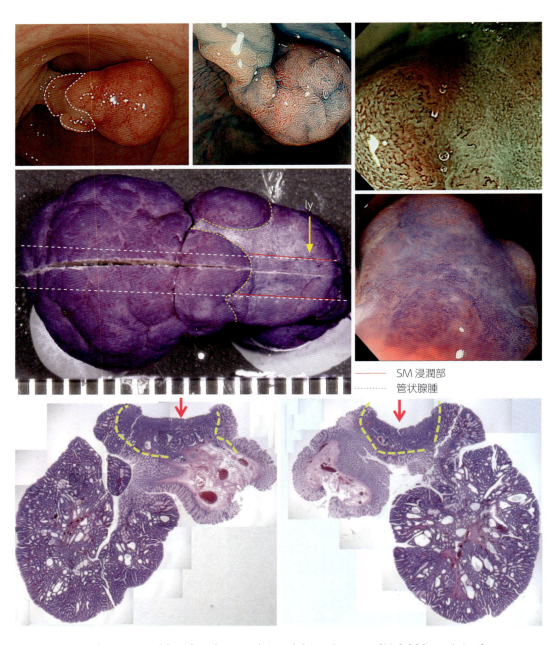

57 M, S, Ｉp, polypectomy, 20×10×13 mm, tub1=tub2 in adenoma, SM 2,000 μm, ly1, v0

Ⅰspの臨床病理

亜有茎性ポリープである。くびれはあるが茎はない。

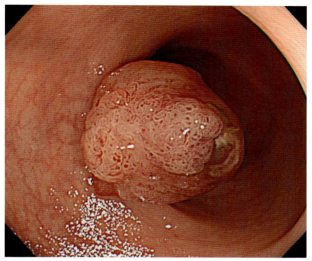

RS, Ⅰsp, 7×12×10 mm, EMR, 鋸歯状腺腫

組織型は以下の通りである。

Ⅰspの組織型

管状腺腫	82.1%
過形成	4.6%
管状絨毛腺腫	3.7%
腺腫内癌	2.7%
鋸歯状腺腫	1.6%

1994～2016　高木篤

担癌率	5.1%
SM以深率	1.3%
de novo癌率	2.1%

1994～2016　高木篤

管状腺腫がほとんどであるが、過形成、管状絨毛腺腫なども含まれる。
Ⅰpよりも担癌率、SM以深率は低い。

Ⅰsの臨床病理

平坦隆起型である。

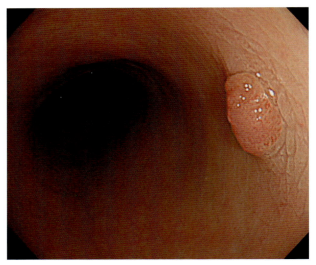

Ra, Ⅰs, EMR, 8×6×4 mm, 腺腫内癌

全腫瘍性病変のうち、53.0%を占める最も多い肉眼型である。ほとんどが管状腺腫であるが、玉石混交であり、SM癌も含まれる。

Ⅰsの組織型

管状腺腫	83.6%
過形成	8.5%
鋸歯状腺腫	0.8%
管状絨毛腺腫	0.7%
腺腫内癌	0.5%

1994〜2016　高木篤

担癌率	1.4%
SM以深率	0.6%
de novo 癌率	0.6%

1994〜2016　高木篤

ほとんどが管状腺腫であるため、担癌率、SM以深率は低かった。

中には後述のⅡa＋Ⅱcの陥凹部が隆起し、Ⅰs状になった病変も存在するので注意する。そうした病変をⅠs＋Ⅱcと表現することもある。

Ⅱaの臨床病理

表面隆起型である。

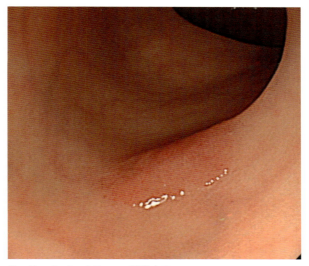

Rb, Ⅱa, 8×8×0.5 mm, 粘膜内癌

Ⅱaのほとんどは管状腺腫であり、過形成も含まれる。
担癌率は、SM以深率ともに低い。

Ⅱaの組織型

管状腺腫	82.4%
過形成	9.5%
SSA/P	0.8%
鋸歯状腺腫	0.5%
粘膜内癌	0.5%

1994～2016　高木篤

担癌率	0.9%
SM以深率	0.2%
de novo癌率	0.8%

1994～2016　高木篤

症例：中央にわずかな陥凹を有するⅡa型M癌の1例

表面に局面のないわずかな陥凹を有するⅡaである。辺縁にはⅢLからⅣLのピットを認めたが、中央部で密在するⅢsピットを認めた。病理では全体に高分化腺癌で、中央部では全層性発育、周辺では二層性発育をしていた。この腫瘍は、通常のLSTのように周辺粘膜を置換していくタイプではなく、正常腺管と正常腺管の間の弱い部位を縫うように発育していくタイプの腫瘍である。

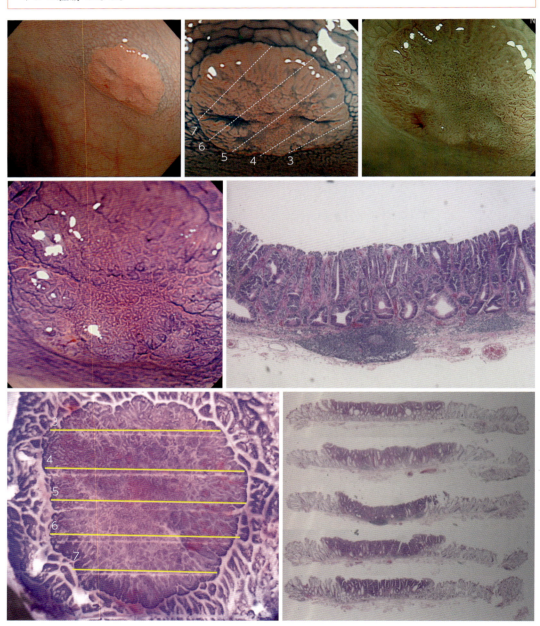

60 F, S/C, Ⅱa（＋Ⅱc）, EMR：8×7 mm, tub1, M, ly0, v0.

症例：Ⅱa型SM癌の1例

通常観察ではのっぺりした淡い発赤を伴う扁平隆起として認識される。僅かな陥凹を伴っているようであるが、はっきりしない。実体顕微鏡では無構造様の部位を認め、同部でSMに1,650μm浸潤していた。ピオクタニン染色拡大観察をしていたら同部にVNかVi高度不整を認めた可能性はある。

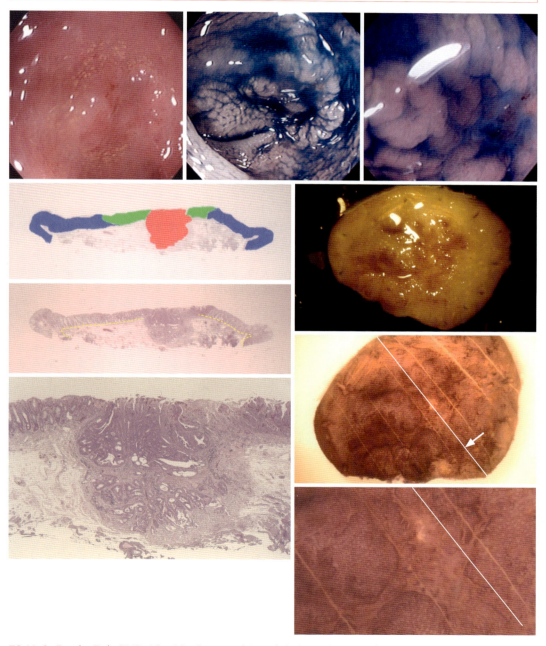

79 M, S, Ⅱa（+Ⅱc), EMR, 12×10×2 mm, tub1=tub2, SM 1,650μm→follow-up

Ⅱa＋dep の臨床病理

Ⅱa＋dep はⅡa の表面に相対的な陥凹を有する病変。秋田学派が局面を有するⅡc と区別をつけるためにつけた名称である。取扱い規約的にはⅡa に属する。

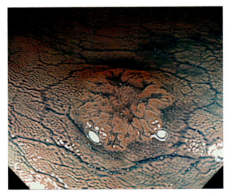

S, Ⅱa＋dep, EMR, 4×3.5×1 mm, 高度異型管状腺腫

大腸腫瘍における陥凹には局面を有する陥凹と有しない陥凹がある。

「局面を有する陥凹」とは、陥凹辺縁に明らかな段差が全周性にあり、陥凹底が比較的平坦な状態である。明らかな段差がなかったり、陥凹底が凸凹していて面として認識できないものは、局面のある陥凹とは言い難い。

つまり、「ここが陥凹面と明らかに指摘できる陥凹」のことを「局面を有する陥凹」と言う。

Ⅱc が発見されたときに、Ⅱa の表面がわずかに凹んだものをⅡc とする発表が相次ぎ、業を煮やした秋田学派が、「それはⅡa と一緒だよ」としてⅡa＋dep と定義した。

Ⅱa＋dep には「格下」に対する侮蔑的なニュアンスがある。

Ⅱa＋dep はほとんど管状腺腫であるが、過形成、粘膜内癌、SM 癌のこともある。

Ⅱa＋dep の組織型

管状腺腫	85.6%
過形成	7.3%
粘膜内癌	1.8%
SM 癌	1.0%

1994～2016　高木篤

担癌率	2.8%
SM 以深率	1.1%
de novo 癌率	2.0%

1994～2016　高木篤

しかし、以下のように、私のデータでは、Ⅱa＋dep は通常のⅡa よりも担癌率、SM 以深率とも高く、Ⅱa と区別する臨床的な意味はある。

	担癌率%	SM 以深率%
Ⅱa＋dep	2.8	1.1
Ⅱa	0.9	0.2

1994～2016　高木篤

症例：小さなⅡa（+dep）型粘膜内癌の1例

症例はRaの全長4 mmのⅡa病変。わずかな陥凹を伴い、Ⅱa+depとしてもいい病変である。
切り出し方向にもよるが、ルーペ上では陥凹部に一致して2 mmの明らかな高分化腺癌を認めた。

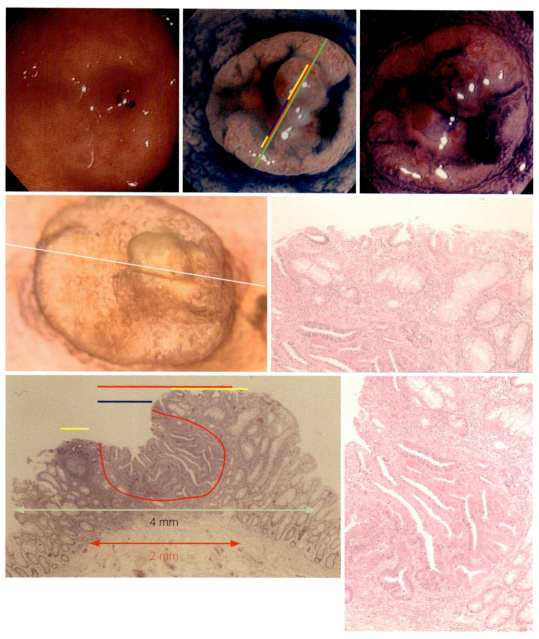

78 F, Ra, Ⅱa（+dep), EMR, 4 mm, tub1, M

Ⅱc の臨床病理

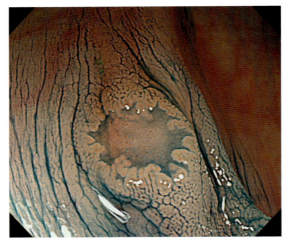

S, Ⅱc, EMR, 4×3×0.5 mm, 低異型度管状腺腫

Ⅱc は表面陥凹型である。

粘膜よりも高さの低い陥凹面を有する病変。辺縁が反応性に少し隆起することが多い。

Ⅱc の組織型

管状腺腫	89.7%		担癌率	7.7%
SM 癌	5.1%		SM 以深率	5.1%
粘膜内癌	2.6%		de novo 癌率	3.2%
過形成	2.6%			
1994〜2016　高木篤			1994〜2016　高木篤	

そもそも頻度が低い。しかも「私のデータ」ではほとんどが管状腺腫である。

しかし陥凹型腺腫は、核異型は低いが粘液に乏しい細胞からなり、Pericryptal fibroblasts が欠損し、高い増殖活性を示し、p53 蛋白発現 CD10 陽性率が高いという特徴があり、隆起型腺腫より癌化の危険が高いという考えもある[2]。

全体で見れば、陥凹病変は絶対数が少ないので、担癌率、SM 浸潤率ともに高い。

Ⅱc は幻の病変と言われたが、きれいな前処置で、淡い発赤や血管透見の消失を認めたら、洗浄し、色素撒布をすることで発見することは可能である。

パターン認識なので、Ⅱc の通常観察のパターンを覚えておけば発見するのはそれほど困難ではない.

陥凹性状は多くは星芒状である。

症例：Ⅱc型腺腫の1例

S状結腸のⅡc。陥凹は明瞭である。陥凹辺縁は星芒状である。周辺にわずかな反応性隆起を伴う。陥凹内ピットはⅢsである。中央に全層性発育をするストレートな腺管を認めた。管状腺腫と診断された。

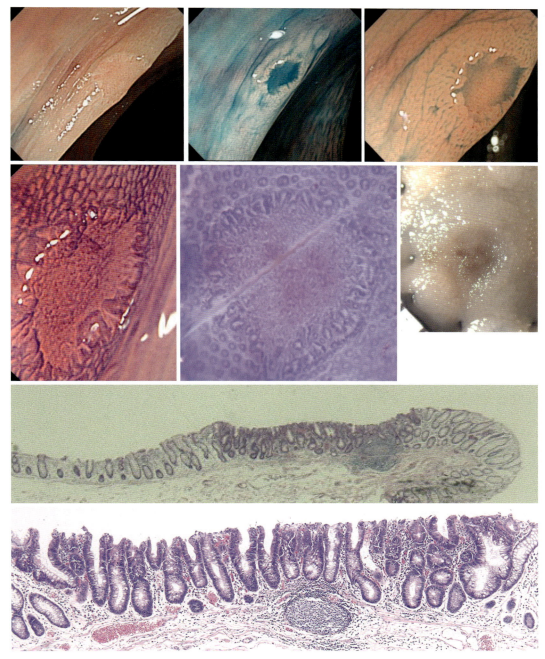

56 M, S, Ⅱc, EMR, 2.5 mm, tubular adenoma

症例：多中心性に SM 浅層浸潤した IIc 型 SM 癌の 1 例

明らかな段差のある IIc である。腺腫成分のない高分化腺癌であった。中央部では密在するピットを認めた。陥凹面が広く、複数箇所で SM 浸潤していることから、LST-NG の要素もあるかもしれない。

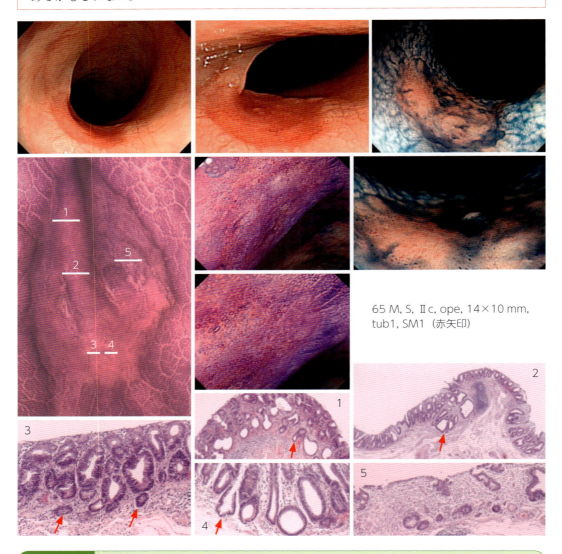

65 M, S, IIc, ope, 14×10 mm, tub1, SM1（赤矢印）

Column　手術標本の二度張り

　内視鏡的切除標本や手術標本は、ホルマリン固定すると縮むので、事前にピンでしっかり伸展させて板に貼り付けなければならない。提示した IIc 症例では、外科の先生が標本を伸ばして張ってくれたが、残念ながら、中央部の病変周囲にはシワが寄ってしまった。私の落胆は大きかった。それ以来、外科の先生方にはお願いして、平坦な病変では、標本の外側だけでなく、病変周囲もピンで二度張りしてもらうようにお願いした。しかし、それ以降、このような見事な IIc は現れていない。

Ⅱc＋Ⅱaの臨床病理

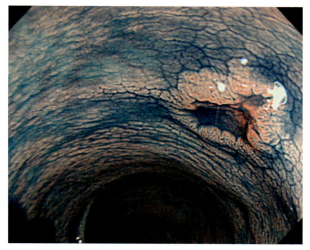

T, Ⅱc＋Ⅱa, EMR, 7×5×1 mm, 粘膜内癌

Ⅱc＋Ⅱaの組織型

管状腺腫	70.0%
粘膜内癌	10.0%
SM癌	10.0%
SS/A1以深癌	10.0%

1994〜2016　高木篤

担癌率	30.0%
SM以深率	20.0%
de novo癌率	28.6%

1994〜2016　高木篤

　Ⅱc＋Ⅱaは表面陥凹隆起型である。

　陥凹の周辺に反応性の隆起を伴っていることが特徴的で、陥凹面は周辺粘膜と同等である。

　私はⅡcとⅡc＋Ⅱaはほとんど生物学的には同等であると考える。Ⅱcの周辺粘膜が反応性に隆起したものがⅡc＋Ⅱaだからである。

　担癌率、SM以深率ともに高い。

Ⅱa＋Ⅱcの臨床病理

　Ⅱa＋Ⅱcは表面隆起陥凹型である。
　粘膜よりも高さの高い陥凹面を有する扁平隆起性病変。Ⅱc＋Ⅱaの陥凹面が1階にあるのに対し、Ⅱa＋Ⅱcの陥凹面は2階にある[1]。

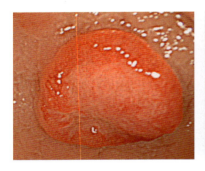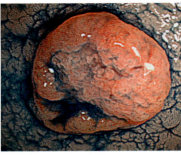

Ra, Ⅱa＋Ⅱc, EMR→ope, 12×9×3 mm, tub1＞tub2, SM 2,500μm, ly0, v1, n0

Ⅱa＋Ⅱcの組織型

順位	組織型	%
1位	SM癌	35.5%
2位	管状腺腫	22.7%
3位	MP癌	18.2%
4位	SS/A1以深癌	11.8%
5位	M癌	10.9%

1994～2016　高木篤

担癌率	76.4%
SM以深率	65.5%
de novo癌率	64.9%

1994～2016　高木篤

　組織型ではSM癌が一番多く、担癌率、SM癌率ともにダントツに高い。進行癌のこともある。
　Ⅱa＋Ⅱcには陥凹周堤が、①腫瘍性のもの、②正常粘膜によるものの2種類ある。

①陥凹周堤が腫瘍性のもの
　主としてNPGの平坦隆起性病変として発生した腫瘍の、中央が陥凹したものである。同部でSM浸潤している場合もありうるが、大半は粘膜内病変である。
　粘膜内病変の陥凹は、粘膜内の陥凹は腺管の丈が周辺より低いためであり、その部位で腫瘍の異型度が増していることが多い。

②陥凹周堤が正常粘膜によるもの
　表面型癌のSM浸潤により、表層の粘膜内癌遺残部が脱落することによって陥凹したものである。陥凹の段差は明瞭であり、陥凹の辺縁には腫瘍の遺残を認めず、正常粘膜である場合も多い。
　表面型由来である。ただし、Ⅱcの周辺粘膜が反応性に粘膜内増殖する場合もあり、Ⅱa＋Ⅱc型SM癌を粘膜内病変であるⅡc＋Ⅱaと鑑別するためには、陥凹底の高さを含め、病変の厚みがあるかどうかが重要である。

症例：Ⅱa＋Ⅱc型粘膜内癌の1例

局面のある陥凹を有するⅡa＋Ⅱcの粘膜内癌である。周辺隆起は陥凹面の粘膜内癌が周辺を圧排して反応性隆起したように見える。未染の実体顕微鏡で斜めから光を当てたところ、陥凹性状が明瞭となった。

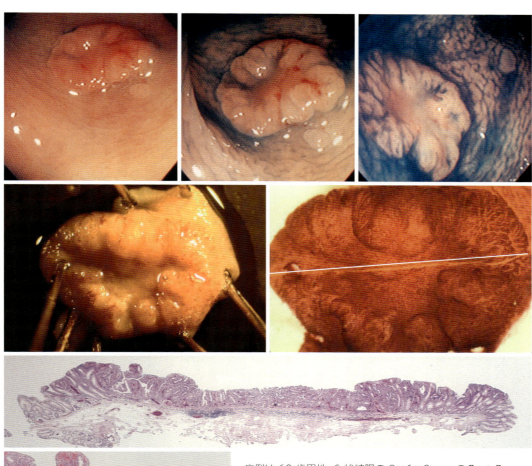

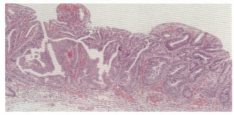

症例は68歳男性。S状結腸の9×6×2 mmのⅡa＋Ⅱc。明瞭な陥凹性状を認める。EMR施行。実体顕微鏡で不整で密在するⅢsピットを認める。高分化腺癌であった。

（文献3に収載）

Column　故・白壁彦夫先生の思い出

「はじめに」で述べたように、白壁彦夫先生から、1994年第3回大腸Ⅱc研究会で絶賛された症例が本症例である。未染色の実体顕微鏡に斜めから光を当てた写真で、「陥凹がよくわかる」と渡辺英伸先生、白壁彦夫先生に褒められ、大変嬉しかった。

症例：頂部に辺縁不明瞭な陥凹を認めたⅡa＋Ⅱc型SM深部浸潤癌の1例

SM深部浸潤して周辺粘膜が隆起したⅡa＋Ⅱcである。陥凹周辺は大半は正常粘膜からなるが、一部に粘膜内癌の遺残を認める。病変には厚みがある。このようなⅡa＋ⅡcはSM深部浸潤癌である。

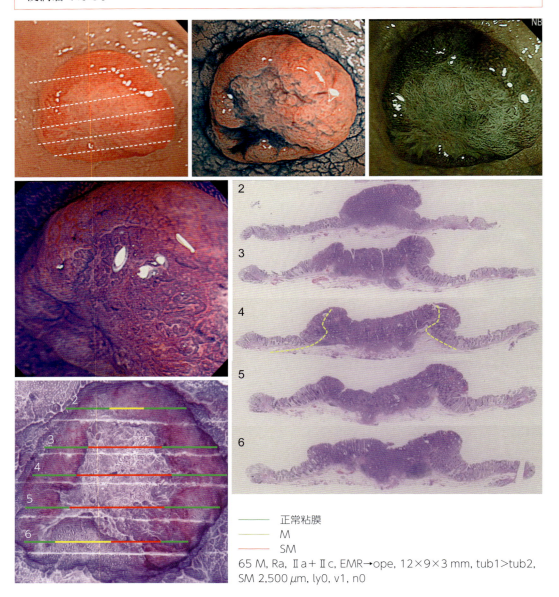

― 正常粘膜
― M
― SM

65 M, Ra, Ⅱa＋Ⅱc, EMR→ope, 12×9×3 mm, tub1>tub2, SM 2,500 μm, ly0, v1, n0

LST-Gの臨床病理

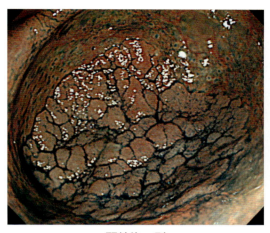

顆粒均一型

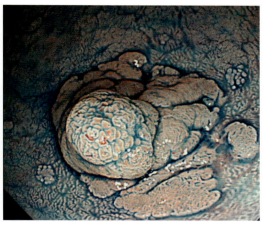

結節混在型

laterally spreading tumor, granular type（側方発育型腫瘍、顆粒型）。
LTS-Gは顆粒均一型と結節混在型に亜分類される。
顆粒均一型は、ほぼ同じサイズのそろった顆粒が集簇しながら側方発育する病変である。
結節混在型は、それらの中に粗大な結節が混在するものである。
組織型は以下の通りである。

LST-Gの組織型

管状腺腫	43.1%
管状絨毛腺腫	22.0%
腺腫内癌	18.2%
粘膜内癌	6.2%
鋸歯状腺腫	5.3%

1994〜2016　高木篤

担癌率	28.3%
SM以深率	3.9%
de novo癌率	7.8%

1994〜2016　高木篤

　LST-Gは顆粒が均一の場合には基本的に粘膜内にとどまることが多い。しかしLST-Gの結節混在型、陥凹併存型はSM以深浸潤の可能性がある。
　私のデータでは顆粒均一型は担癌率13.2%、SM以深浸潤率は2.8%だったのに対し、結節混在型では担癌率70.0%、SM以深浸潤率は10.0%と有意に高かった。陥凹ありの例はすべてSM以深であった。

LST-Gの担癌率、SM以深率

	担癌率	SM以深率	n=
顆粒均一型	13.2%	2.8%	106
結節混在型	70.0%	10.0%	50
陥凹あり	100%	100%	4

2002.11〜2016.12　高木篤

症例：石膏にて型を採取した LST-G の 1 例

LST-G の顆粒均一型である。大半は管状絨毛腺腫であるが、一部に陥凹局面があり、同部でtub1高分化腺癌を認めた。歯科の手法で型を採取し、さらに CT 撮影もしてみた。

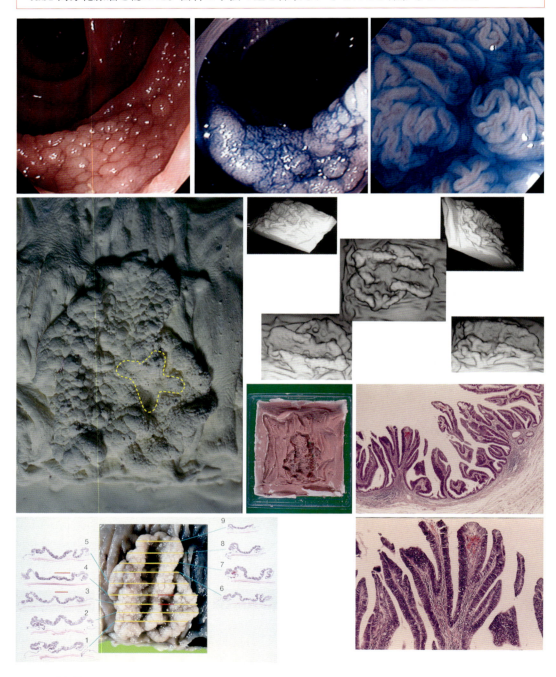

── M 癌
78 F, AP, LST-G, 4V pit →ope→tub1 in TVA　　（文献 4 に収載）

症例：陥凹部でSM深部浸潤を伴うLST-Gの1例

LST-G様の大きな病変である。陥凹部を認め、同部でⅥ高度不整ピット〜V_Nピットを認めた。同部からの生検にて間質反応を伴う癌を認めたため外科的に切除した。周辺からのヒダ集中も認める。陥凹部には膿瘍を伴っていた。

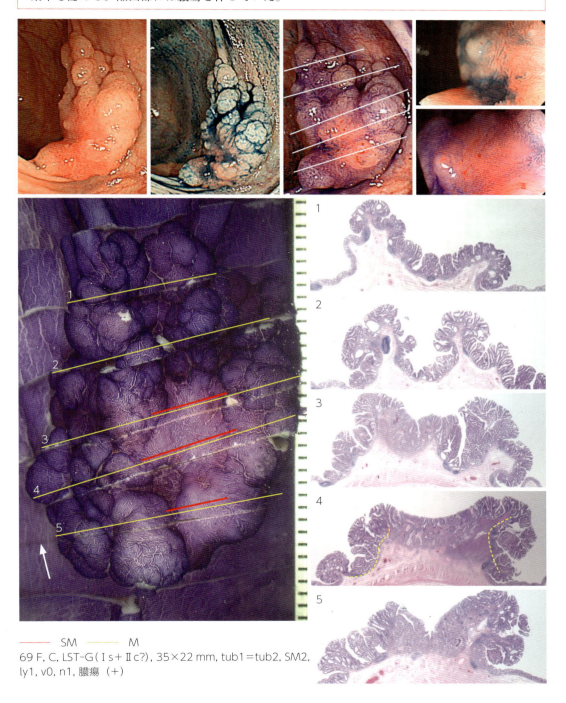

―― SM ―― M
69 F, C, LST-G（Ⅰs+Ⅱc?）, 35×22 mm, tub1=tub2, SM2, ly1, v0, n1, 膿瘍（+）

LST-NG の臨床病理

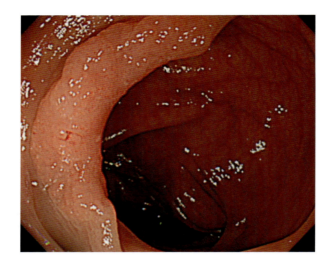

laterally spreading tumor, non-granular type（側方発育型腫瘍、非顆粒型）。
平坦で病変の厚みに乏しく、かつ表面平滑でツルツルしている病変である。
表面平滑な病変は腺管密度が上昇しており、癌である可能性が高い。
担癌率、SM 以深率ともに高い。

LST-NG の組織型

管状腺腫	55.0%
SM 癌	11.7%
粘膜内癌	10.9%
腺腫内癌	9.5%
過形成	5.0%
SSA/P	3.6%

1994〜2016　高木篤

担癌率	32.4%
SM 以深率	12.2%
de novo 癌率	21.8%

1994〜2016　高木篤

特に複数箇所で同時多発的に SM 層に微小浸潤することがあるので要注意である。

LST-NG が SM 浸潤しやすいわけ

　まず、LST-NG は立ち上がりの丈が低く、NPG に属する。NPG の増殖帯は前述のように腺底部にある。
　また、同じ管状腺腫でも、前述のように粘液形質では PG は大腸型、NPG は小腸型であり、NPG のほうが悪性度が高い。
　それらが LST-NG が複数箇所で SM 浸潤する理由だと考えられる。

メインルートの可能性

LST-NG は平坦な NPG であることが多く、担癌率、SM 以深率も高い。de novo 癌として大腸癌のメインルートの一つであるとも考えられる。

全層性発育と二層性発育

腫瘍が全層性発育をするとより平坦・陥凹化する。

LST の周辺部は腫瘍が正常粘膜を乗り上げ、二相性発育をすることが多い。

IIc は基本的に早期から全層性発育をし、そのために粘膜下浸潤しやすいとされている。

LST に中央に陥凹部があるとき、周辺隆起部は二層性発育であるのに対し、陥凹部は全層性発育である、ということがある。

LST 周辺の偽足様所見

I 型、II 型などの側面像からの分類に対し、LST は側方発育という発育進展的な観点を導入しており、厳密に言えば IIa に属する。しかし、それを敢えて LST とするからには側面像以外の観点が必要である。

尾田らは、LST の肉眼型の特徴として病変周辺の所見に偽足様所見（アメーバ様所見）を提唱し、この問題を合理的に解決している[5]。

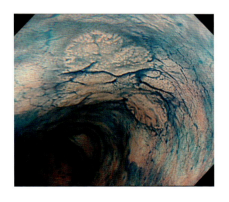 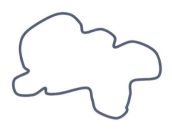

症例：複数箇所で SM 浅層浸潤を来した LST-NG pseudo-depressed type の 1 例

LST-NG である。のっぺりしている。局面を有しない盆状陥凹を認める。空気変形あり。周辺に偽足様所見も認めた。高分化腺癌で複数箇所で SM に 1,000 μm 浸潤していた。

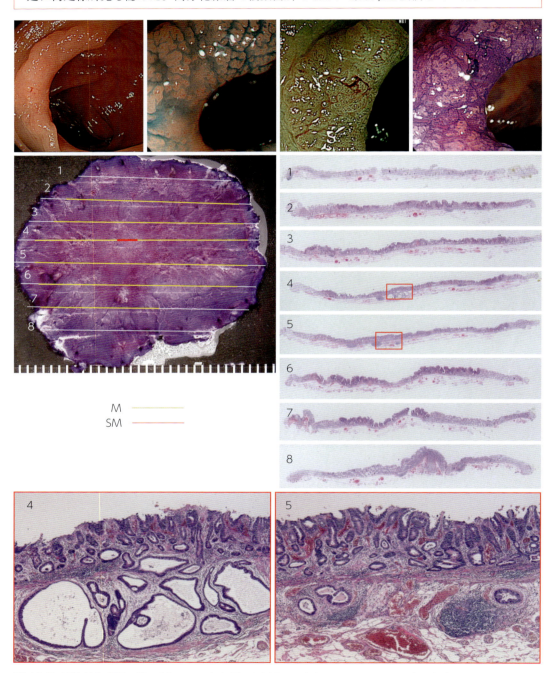

71 M, D, LST-NG, ESD, 28×18 mm, tub1, SM 1,000 μm, ly0, v0, HM0, VM0→経過観察

症例：陥凹内隆起部にて SM 深部浸潤を来した LST-NG pseudo-depressed type の 1 例

LST-NG である。のっぺりしている。局面を有しない盆状陥凹を認め、陥凹内隆起を伴っている。同部でピオクタニン染色性の低下を認め SM 深部浸潤していた。

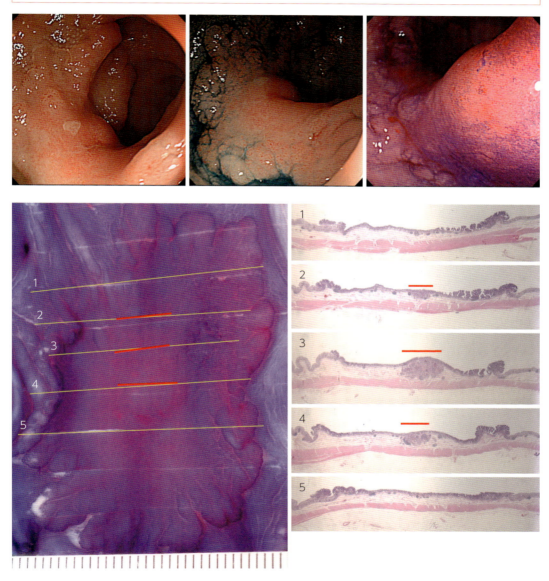

―――― M
―――― SM

41 M, Ra, LST-NG, ope, 45×38 mm, tub1＞tub2, SM 3,000 μm, ly1, v0, n1

症例：MP浸潤を来したLST-non granularの1例

LST-NGである。口側に発赤陥凹を認め、ピオクタン染色でVi高度不整からVNピットを認めた。同部でMP浸潤していた。背景腫瘍は褪色調で高分化腺癌であったが、鋸歯状の部分もあり、鋸歯状病変由来も示唆された。

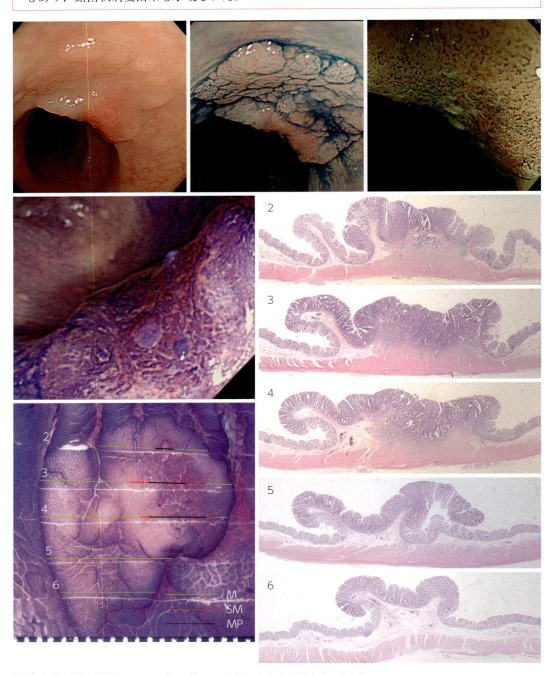

70代 F, S, LST-NG like, ope, 15×15 mm, tub1＝tub2, MP, ly0, v0, n0.

B. 組織と肉眼所見

これまでは、肉眼型別に臨床病理を見てきた。

次項より、切り口を変え、組織別の肉眼的内視鏡像(通常観察像、インジゴ撒布遠景像)を供覧する。

合わせて組織別の肉眼型を私のデータから提示する。

Column　情熱と冷静のあいだ

　科学は冷静なものである。しかし、それだけが科学を推し進めるものではない。歴史を紐解くと、偉大な科学的発見が実は宗教的な情熱から出てきたことを示している。村上陽一郎氏の「新しい科学論」によれば、例えば、ガリレオはキリスト教の教えに反して、地動説を唱えたように思われているが、実は敬虔なカトリック教徒であった。自然は神の書いた書物であり、自然のなかには神の計画を書き記したことばが満ち溢れているという信念があったからこそ、熱心に真理探究に取り組むことができたという。同じく地動説のコペルニクス、惑星の楕円運動を提案したケプラーも熱心なキリスト教徒であった。私は「Ⅱcは大腸のメインルートである」という信念にも似たような情熱を工藤進英先生に感じる。それが正しいかどうかは現在も論争中であるが、その情熱が大腸腫瘍内視鏡診断学の進歩に巨大な貢献をしたことは間違いない。宗教は信じることがベースになっており、科学は疑うことがベースになっている。信じることには熱があり行動や運動へと人々を駆り立てる。冷静な検証も必要であるが、それだけでは力強い探究の運動を巻き起こすことができない。アクセルとブレーキ、信念と疑念、情熱と冷静が科学的発展には必要である。

組織型別の肉眼所見

過形成の肉眼像と肉眼型

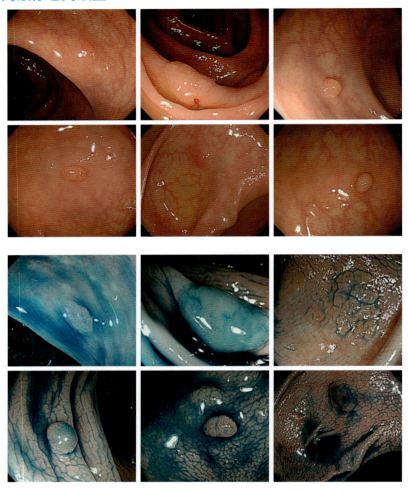

　一般に過形成は光沢・透明感のある白色で、平滑・平坦である。透き通った生のイカに似ている。ただし、弱赤色や隆起型もあるので注意する。白色であることは過形成に対して特異度は高いが感度は低い。粘液が付着しSSA/P様の場合もある。

　隆起が目立つものや赤色調があるものは、Ⅱ型ピットで過形成が疑われる場合でも、鋸歯状腺腫やSSA/Pのことがあるので、切除を考慮する。

　過形成の肉眼型は以下の通りである。

Ⅰs	61.0%
Ⅱa	21.5%
Ⅰsp	13.0%
1994～2016　高木篤	

SSA/P の肉眼像と肉眼型

通常観察像

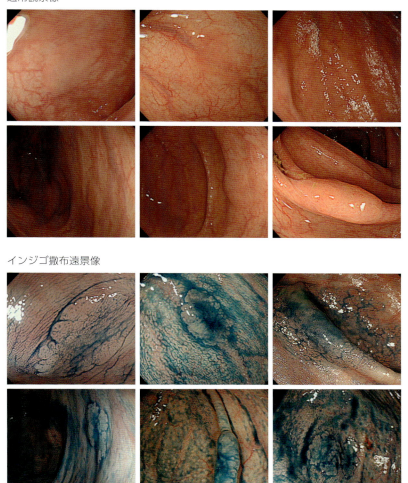

インジゴ撒布遠景像

　SSA/P は平坦なことが多い。ピットが開大し、粘液が多い。したがって、平坦で、ピットが開大し、表面に粘液が付着している病変は SSA/P として切除を検討する必要がある。

　通常像では白色透明で、血管透見の消失または不明瞭としてしか認識されないこともある。従ってそのような部位を認めたら SSA/P の存在を疑い、インジゴカルミン撒布後の拡大観察をすると SSA/P と診断できることがある。

　SSA/P の肉眼型は以下の通りである。

Ⅰs	45.5%
Ⅱa	36.4%
LST-NG	12.1%
1994〜2016　高木篤	

鋸歯状腺腫の肉眼像と肉眼型

通常観察像

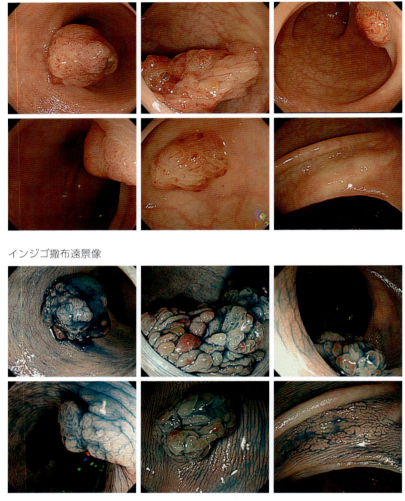

インジゴ撒布遠景像

　隆起部が松毬状、平坦部はシダ状を呈することが多い。隆起が強く、管状絨毛腺腫様のこともある。白くて透き通っていたら過形成である。通常の過形成では平坦なことが多い。隆起の強い白色病変でも過形成のことがあるが、鋸歯状腺腫などの場合があり、十分な観察のうえ、腫瘍が否定出来ない場合には切除する。

　鋸歯状腺腫の肉眼型は以下の通りである。

Ⅰs	40.3%
Ⅰsp	31.1%
Ⅰp	13.6%

1994〜2016　高木篤

管状腺腫の肉眼像と肉眼型

通常観察像

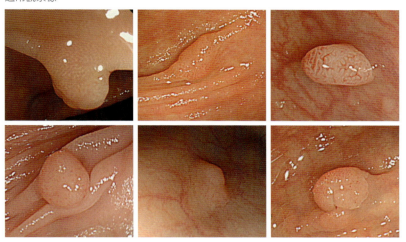

インジゴ撒布遠景像

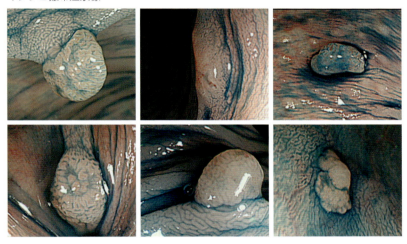

隆起型がほとんどである。

色は弱赤色で上に凸のドーム状構造を保っていることが多い。

管状腺腫の肉眼型は以下の通りである。

Ⅰs	54.7%
Ⅰsp	21.0%
Ⅱa	17.0%

1994〜2016　高木篤

管状絨毛腺腫の肉眼像と肉眼型

通常観察像

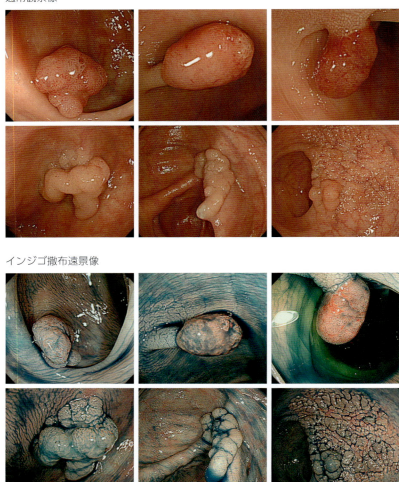

インジゴ撒布遠景像

モコモコとした絨毛状構造を呈したり、LST-G を呈することが多い。

前述のように、管状絨毛腫瘍は浸潤すると粘液癌の形態をとりやすい。したがって、管状腺腫と鑑別することには臨床的に意味がある。

管状絨毛腺腫の肉眼型は以下の通りである。

Ⅰsp	37.1%
Ⅰp	29.1%
Ⅰs	18.0%
LST-G	11.8%

1994～2016　高木篤

腺腫内癌の肉眼像と肉眼型

通常観察像

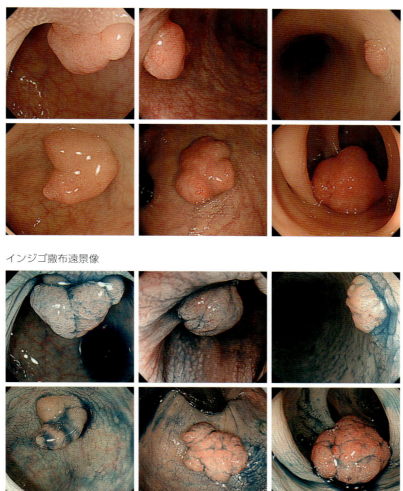

インジゴ散布遠景像

大きな、隆起型が多い。少し平滑な部位を認めることもある。

腺腫内癌の肉眼型は以下の通りである。

Ⅰsp	34.6%
Ⅰp	26.5%
Ⅰs	17.9%
LST-G	12.0%

1994〜2016　高木篤

粘膜内癌の肉眼像と肉眼型

通常観察像

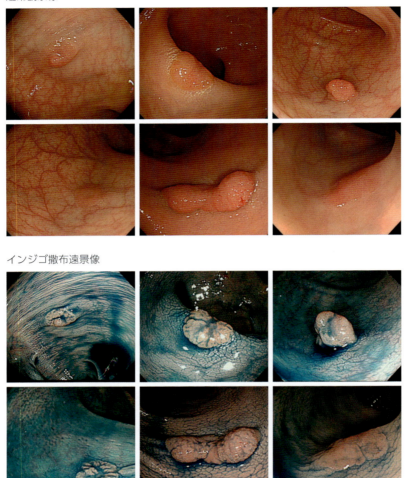

インジゴ撒布遠景像

　Ⅰsp、Ⅰsなどの隆起型も多いが、中赤色で、平滑な部位を有することが多い。周辺に白斑を伴うこともある。

　半球状の消失が粘膜内癌の所見腺腫は、基本、半球状、ドーム状の形態をしている。癌になると腫瘍の半球状構造が消失し、平坦化あるいは側面から見た時に直線的なシルエットが出てくる。軟らかい半球状構造が消失し、平坦な面や陥凹が出たら粘膜内癌である可能性がある。特に表面ののっぺりした感じがあるものが、腺管密度が高く、癌の可能性がある。

　粘膜内癌の肉眼型は以下の通りである。

Ⅰsp	24.0%
Ⅰs	17.3%
LST-NG	16.0%
Ⅱa	12.0%
1994〜2016　高木篤	

症例：LST-NG 様Ⅱa 型直腸粘膜内癌の 1 例

Ⅱa 型粘膜内癌である。表面は中赤色で非常に平滑でのっぺりしている。周辺に偽足様所見もある。病理的には高分化腺癌で、中央部で全層性、周辺部で二層性発育をしていた。LST-NG 的な要素もあると考えられる。

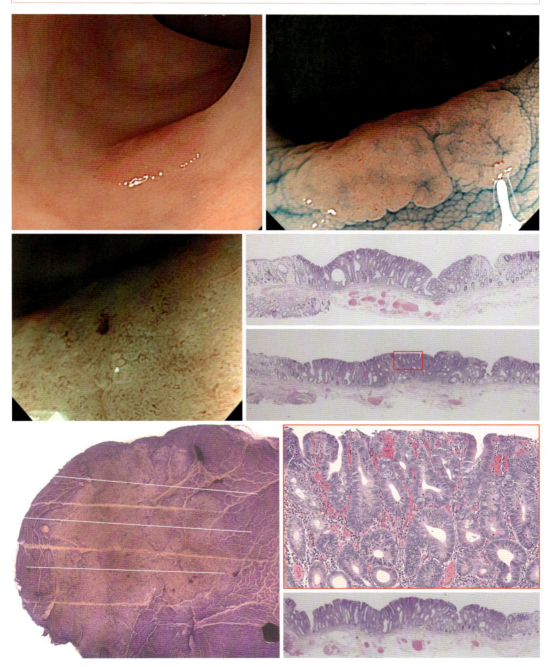

70代 F, Rb, Ⅱa, EMR, 8×8×0.5 mm, tub1, M, ly0, v0

SM浅層浸潤癌の肉眼像と肉眼型

通常観察像

インジゴ撒布遠景像

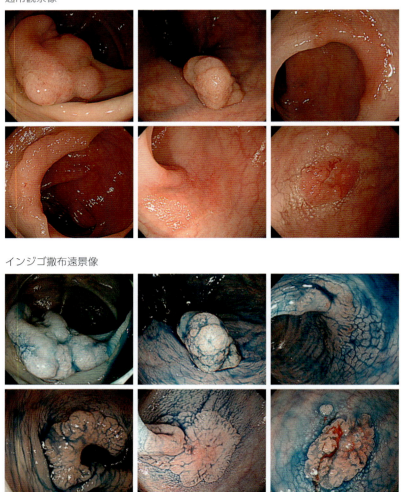

M癌と区別がつきにくい。ただし、のっぺりした平坦な局面を持っていることが多い。
SM浅層浸潤癌の組織型は以下の通りである。

Ⅰsp	23.7%
LST-NG	18.6%
Ⅰs	18.6%
Ⅰp	15.3%
Ⅱa+Ⅱc	11.9%

2003〜2016　高木篤

SM 深部浸潤癌の肉眼像と肉眼型

通常観察像

インジゴ撒布遠景像

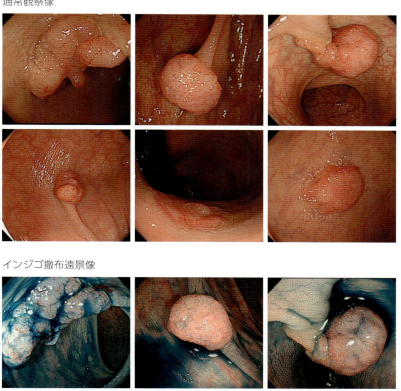

SM 深部浸潤癌の肉眼型は以下の通りである。

Isp	24.6%
Is	23.6%
IIa+IIc	20.9%
Ip	18.2%

2003〜2016　高木篤

粘膜内癌が粘膜下に浸潤すると、①膨張、②脱落、③硬化、④無秩序化という変化を来す。

SM 深部浸潤癌の肉眼所見

　隆起型 SM 深部浸潤癌の肉眼型：隆起型 SM 深部浸潤癌は肉眼形態に変化が出にくい。頭頂部に陥凹や平坦化が出現すれば診断できることがある。唯一、緊満感としてしか認識されないこともある。

　表面型 SM 深部浸潤癌の肉眼型：表面型 SM 深部浸潤では、肉眼型に変化が出やすい。陥凹や辺縁隆起、辺縁の硬化像が出る。

癌の SM 深部浸潤に伴う 4 つの本質的形態変化（私見）

①膨張：癌が粘膜下層に浸潤すると膨張する。病変内所見としては、緊満感、陥凹内隆起、分葉溝の狭小化などが見られる。病変外所見としては、周辺粘膜の挙上、厚み、周辺粘膜の硬化像、逆浸潤などがある。
②脱落：粘膜下層の癌に突き上げられ、発生源であった粘膜内の癌が脱落する。粘膜層の脱落に伴う所見としては、陥凹、出血、白帯の付着などがある。
③硬化：癌の腺管密度の増加や生体防御反応による線維化により、病変が硬化する。
④無秩序化：分化度が低下し、中分化となった腺癌が、無秩序な増殖を来たす。これにより、ゴツゴツ感や八つ頭状所見が出現する。

以下に大腸癌研究会が集計した 1,000 μm 以深大腸 SM 癌に内視鏡所見[6]の一覧表を供覧する。

〔参考〕大腸 SM 癌における 1,000 μm 以深の浸潤を反映する内視鏡所見[6]

	隆起型	陥凹型
腫瘍の全体像	緊満感 内視鏡的硬さ 凹凸不整	緊満感 内視鏡的硬さ 凹凸不整
腫瘍の表面性状	粗造	粗造 陥凹内隆起 陥凹内凹凸 強い発赤
周囲の性状	ヒダの集中 ひきつれ 弧の硬化	ヒダの集中 ひきつれ 弧の硬化 台状挙上
技術的側面		空気変形なし 易出血性

SM 浸潤癌の肉眼所見―私のデータ

私のデータ 2002 年 2 月～2016 年 12 月の 169 例の SM 癌について、文献的な肉眼所見及び、私の経験上から実感していた肉眼所見について集計したところ、以下のようであった。1,000 μm 以上を深部浸潤、1,000 μm 未満を浅層浸潤とした。

	肉眼所見	深部浸潤		浅層浸潤	
		隆起型	表面型	隆起型	表面型
共通	陥凹	61.6%	91.9%	50.0%	64.0%
	平坦	46.6%	89.2%	47.1%	76.0%
	直線化	83.6%	73.0%	47.1%	40.0%
	内視鏡的硬さ	82.2%	73.0%	58.8%	36.0%
	出血	23.3%	29.7%	26.5%	8.0%
隆起型	緊満感	71.2%	54.1%	58.8%	4.0%
	分葉溝消失	26.0%	5.4%	23.5%	8.0%
	ゴツゴツ感	56.2%	8.1%	23.5%	8.0%
	八つ頭状	23.3%	2.7%	8.8%	0%
表面型	厚み	24.7%	70.3%	11.8%	20.0%
	周辺粘膜挙上	17.8%	54.1%	8.8%	20.0%
	ヒダ集中	27.4%	35.1%	14.7%	32.0%
	周辺粘膜硬化	20.6%	35.1%	2.9%	20.0%
	空気変形の消失	8.2%	29.7%	5.9%	0%
	陥凹内隆起	8.2%	24.3%	11.8%	20.0%
その他	non-lifting	4.1%	5.4%	11.8%	4.0%
	白苔	4.1%	13.5%	2.9%	12.0%
	逆浸潤	0%	0%	0%	0%
	合計数 (n)	73	37	34	25

n=169 2002.02～2016.12 高木篤

SM 深部浸潤癌に特徴的な肉眼所見について次頁から「隆起型」、「表面型」、「隆起型・表面型」に共通する所見、の順に解説していく。

「隆起型」
SM 深部浸潤癌の肉眼所見

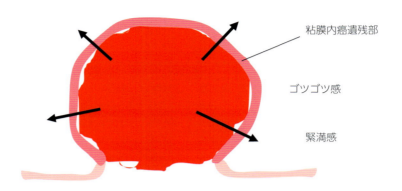

粘膜内癌遺残部

ゴツゴツ感

緊満感

　隆起型 SM 癌では SM 浸潤から表層までの距離が長いため、SM 浸潤部の変化が表層まで伝わりにくい。これは拡大観察でも同様である。以下の所見を参考に診断する。

緊満感
　癌が粘膜内にとどまっている場合には、比較的進展速度は遅い。しかし、癌が根っこを張って、粘膜下層に浸潤した場合、スカスカな粘膜下層で自由を獲得した癌は速やかに膨張する傾向にある。緊満感とは、この膨張する癌によって粘膜内癌遺残部が内側から外側に圧排される像である。
　隆起型の SM 癌の場合、粘膜内癌遺残部が分厚くて、脱落せずに残存していることが多く、緊満感だけが、SM 癌の肉眼所見であることも多い。感覚的な表現であるが、肉眼診断では欠かせない。

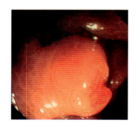 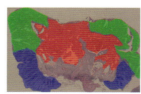 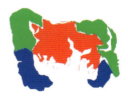

分葉溝の狭小化
　分葉溝が浅くなるのは内部の癌の膨張の所見である。隆起型腫瘍の場合、粘膜下浸潤を来たし、腫瘍が内側から膨張し、緊満感が出現してくると、分葉と分葉の間の溝が、本来あるものよりも浅くなってくる。本来あるはずの分葉溝が浅くなるということは、腫瘍内部に膨張する物の存在を表しており、内部の癌の膨張、すなわち SM 深部浸潤を疑う必要がある。

ゴツゴツ感

　ゴツゴツした感じは、粘膜内癌部の脱落や、SM 層に浸潤し増殖した中分化腺癌の増殖によって起こる形態変化である。ただし、粘膜内癌でも、まれに中分化腺癌のことがあり、その際にはこのゴツゴツした所見を呈するので注意を要する。

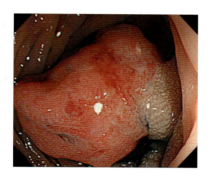
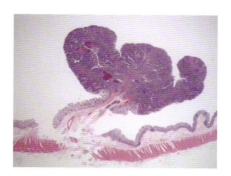

八つ頭状

　SM 癌は無秩序に成長する。それに伴い、腺腫のようにドーム状に半球型ではなく、ゴツゴツした直線的な線や面の集まりの形となる。八つ頭（ヤツガシラ）状とも言う。八つ頭は里芋の品種の一つである[7]。

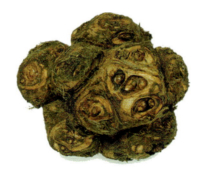
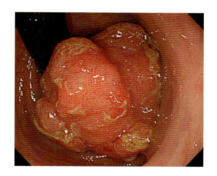

[表面型]
SM深部浸潤癌の肉眼所見

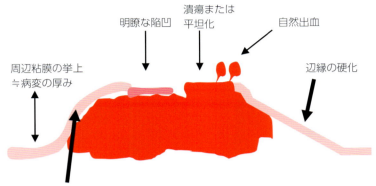

表面型ではSM浸潤の影響が形態変化に出やすい。

周辺粘膜の挙上と病変の厚み

　SM癌は周辺粘膜を押し上げる。また、陥凹型の場合には、周辺正常粘膜が周堤状に隆起する。周辺粘膜の挙上と、陥凹底の挙上により、病変全体に厚みが生じる。SM癌ではこの厚みの分だけ、癌がSMに存在している可能性がある。

　ただし、周辺隆起には粘膜内病変の進展に対する防御反応のことがある。この場合は、隆起は反応性過形成であり、粘膜下浸潤によるものではないので注意を要する。

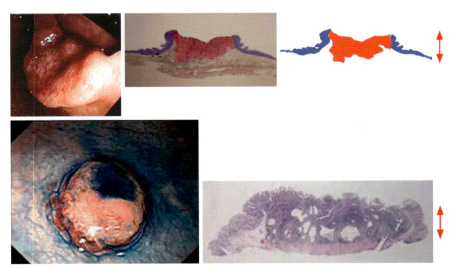

平坦型 SM癌の肉眼型―厚み

ヒダの集中

　SM 浸潤部の硬化により、周辺粘膜が同部に引き寄せられ、皺が集中することがある。

　ヒダが一つの場合にはたまたまヒダの上に病変が乗っているだけの場合もあるので、複数のヒダの集中を確認したほうがよい。空気を抜くとヒダが集中しているように見える場合もあるので、送気を十分にして管腔をパーンと膨らませた状態で判断する。

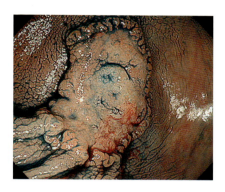 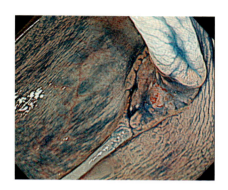

周辺粘膜の硬化像

　癌が粘膜下浸潤をすると周辺粘膜が挙上する。周辺粘膜がテント状に挙上し、ピンと貼った状態に伸展している場合には粘膜下深部浸潤を疑う。

空気変形の消失

　表面型の陥凹病変で、脱気して腸管を虚脱させると陥凹がより明瞭になり、送気して腸管を伸展させると、陥凹が浅くなる場合がある（空気変形）。これは粘膜内病変で軟らかい場合に見られる。SM 浸潤して癌が硬くなると、陥凹が脱気、送気によっても全く変化しない所見が見られる。

陥凹内隆起（フランシスコ・ザビエルサイン？）

　粘膜下浸潤し、陥凹ができた場合に、さらに粘膜下浸潤部が膨張すると同部が膨隆してくることがある。この場合、一見隆起型に見えるが、中央の周辺に段差のある陥凹が見える。中央の隆起の周辺に一周陥凹がある場合には、陥凹内隆起と判断し、粘膜下深部浸潤を疑う必要がある。

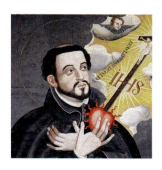 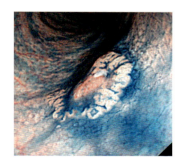

第Ⅱ章　マクロ診断学―形を極める

症例：陥凹内隆起を来したⅡa＋Ⅱc型SM深部浸潤癌の1例

発赤として認識され、インジゴ撒布したところ陥凹と陥凹内隆起を伴う陥凹病変と判明した平坦な病変である。LST-NG的に粘膜内進展している部位もあった。陥凹内隆起部でSM深部浸潤していた。

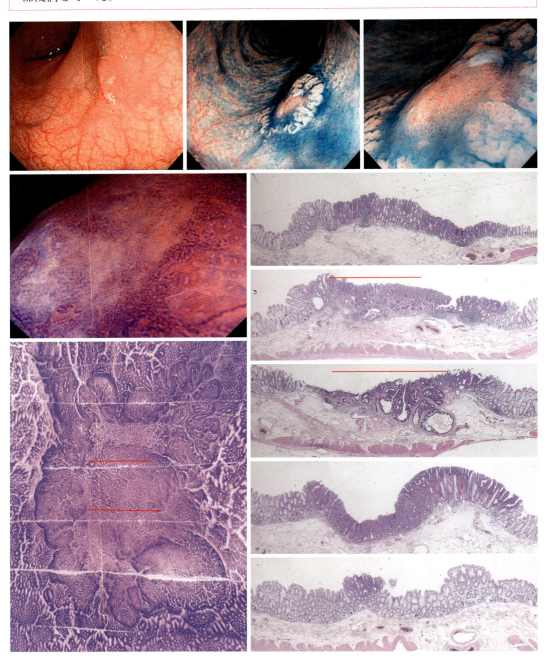

79 M, S, Ⅱa＋Ⅱc, ope, 12×10 mm, tub2, SM2, ly0, v0, n0

「隆起型・表面型」に共通する
SM 深部浸潤癌の肉眼所見

明瞭な段差を伴う面状の陥凹

癌が SM に浸潤すると、まず、腺管の表面が陥凹してくる。これは癌によって表面が虚血を来たし、もろくなり脱落するからだと考えられる。粘膜内癌部が脱落すると粘膜下層の SM 深部浸潤部が露出してくる。周辺に正常粘膜の周堤状隆起があると、正常粘膜と SM 浸潤部の間で段差ができ、より陥凹局面が明瞭となる。面状陥凹とも言う。

平坦化

完全な陥凹でなくても、平坦な局面が現れる。通常の腺腫ではドーム状構造を呈しているが、平坦な所見が出てくると癌を疑う。平坦化は必ずしも SM 癌に特異的な所見ではないが、次の直線化所見の一つとして、SM 癌を疑う必要はある。

直線化

SM 癌の硬化により、直線化所見が見られることがある。池田らは、SM 癌における直線化の感度は 80％、特異度は 96％としている[8]。特に表面型で感度 95％、特異度 100％と高い。

	正確度%	感度	特異度	陽性的中率	陰性的中率
有茎性	62	29	100	100	55
隆起型	87	85	90	94	75
表面型	96	95	100	100	88
全体	85	80	96	97	71

(文献 8 より)

内視鏡的硬さ

SM 癌の硬化により、内視鏡的な硬さを認識することがある。これは送気によって形が変わらないとか、直線化所見があって硬そうに見えるとか、鉗子で押しても動かないとかの所見として認識される。

出血

SM 癌の表層は崩れやすくなるため、出血しやすい。

MP以深癌の肉眼型

SM深部浸潤癌とMP以深癌は、肉眼的によく似ていて鑑別が難しいことがある。

MP以深癌の肉眼型

Ⅱa＋Ⅱc様	56.9%
Ⅰs様	22.4%
Ⅰsp様	10.3%

Ⅱa＋Ⅱc型では以下の症例のようにMP以深のこともあるので注意を要する。

🔍 症例：Ⅱa＋Ⅱc型早期大腸癌様の形態を呈した径13 mmのSS以深癌の1例

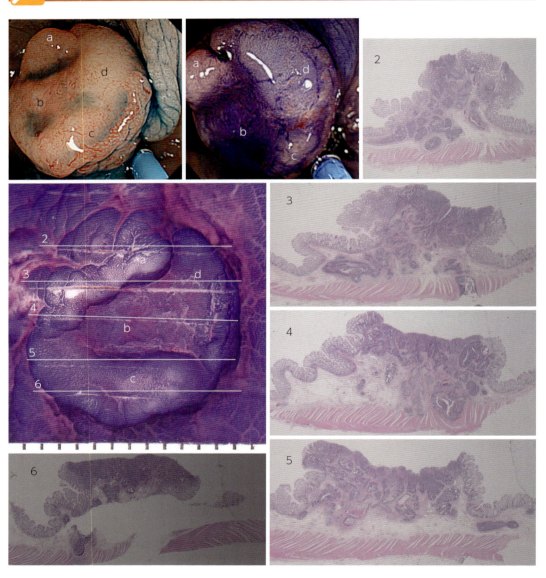

70 M, S, Ⅱa＋Ⅱc like (type2), ope, 13×12 mm, tub2, SS以深, ly2, v0, n1

第Ⅱ章のまとめ

①私のデータでは、平坦病変や陥凹病変で担癌率、SM癌率が高かった。
②担癌率は、Ⅱa＋Ⅱc 78.5％、LST-NG 32.6％、Ⅱc＋Ⅱa 30.0％、LST-G 28.5％の順に高かった。
③SM以深率はⅡa＋Ⅱc 67.3％、Ⅱc＋Ⅱa 20.0％、LST-NG 12.4％の順に高かった。
④de novo癌率もⅡa＋Ⅱc 64.9％、Ⅱc＋Ⅱa 28.6％、LST-NG 21.8％の順に高かった。
⑤隆起性病変でも、陥凹を有するものはSM癌のことがあるので注意する。
⑥Ⅱa＋depはⅡaよりも担癌率、SM以深率ともに高いため、Ⅱaと区別する意味はある。
⑦Ⅱcは89.7％が腺腫であったが、癌も含まれていた。陥凹型腺腫は隆起型腺腫より癌化の危険が高いという報告もあるので注意する。
⑧Ⅱc＋Ⅱaも担癌率、SM以深率が高い。
⑨Ⅱa＋Ⅱcは担癌率78.5％、SM以深率67.3％、de novo癌率64.9％と最も悪性度が高かった。
⑩Ⅱa＋Ⅱcには周辺隆起が正常粘膜の場合、SM深部浸潤癌である可能性が高いが、周辺隆起が腫瘍性の場合もあり、その場合は深達度を一段低く見積もる。
⑪LST-Gは顆粒均一型で担癌率 13.2％、SM以深率2.8％と低値であるのに対し、結節混在型では担癌率70.0％、SM 10.0％と高値であった。LST-Gでは結節混在型は悪性度が高いので注意する。陥凹を伴うLST-Gは担癌率、SM以深率ともに100％であった。
⑫LST-NGは担癌率32.4％、SM以深率12.2％、de novo癌率21.8％と高く、大腸癌へのメインルートの一つと考えられる。
⑬隆起型SM癌に特徴的な肉眼所見は緊満感、分葉溝消失、ゴツゴツ感、八つ頭状であった。
⑭表面型SM深部癌に特徴的な肉眼所見は厚み、周辺粘膜挙上、ヒダ集中、周辺粘膜硬化であった。
⑮隆起型、表面型SM癌に共通する肉眼所見は陥凹、平坦、直線化、内視鏡的硬さであった。

第Ⅱ章 参考文献

1) 大腸癌研究会編：大腸癌取扱い規約　第8版．金原出版，2013．
2) 八尾隆史：消化管の前癌病変の病理診断．日本消化器病学会雑誌 107：1743-1751，2010．
3) 高木　篤，他：今月の症例　Ⅱa＋Ⅱc型早期大腸癌の1例．胃と腸 30：136-138，1995．
4) 高木　篤，他：いわゆる大腸側方発育型腫瘍（LST）とは症例―LSTにおける granular type と non-granular type；拡大観察を交えて．早期大腸癌 2：525-529，1998．
5) 尾田　恭，他：表面型大腸腫瘍にみられる"偽足様所見"の診断学的・腫瘍生物学的検討．Gatroenterological Endoscopy 38：2815-2825，1996．
6) 斉藤裕輔，他：通常内視鏡による大腸 sm 癌垂直浸潤距離 1,000 μm の診断精度と浸潤所見（大腸癌研究会「内視鏡摘除の適応」プロジェクト研究班結果報告．胃と腸 40：1855-1858，2005．
7) http://vegetable.alic.go.jp/shouhishsayasai/shouhisha?zukan/taro/taro.htm　（独立行政法人　農畜産業振興機構　100万人の野菜図鑑　さといも）
8) 池田　聡，他：通常内視鏡観察のみで大腸粘膜下浸潤癌（sm癌）の浸潤度診断は可能か？　大腸 sm 癌内視鏡診断における直線化所見の有用性．東京女子医科大学雑誌 72：42-47，2002．

第Ⅲ章
ミクロ診断学―模様を極める

第Ⅲ章 概要

　本章では、まず「A. ピットパターンからみた組織型」で、私のデータを元に、ピットパターン分類ごとの組織型や生物学的な悪性度を解説する。

　その後、「B. 組織型からみたピットパターン」で、逆に組織型からみたピットパターンの内視鏡像と組織型を解説する。

　その中で、大腸SM癌の拡大像と拡大所見について解説する。

その後、「NBI拡大による診断学」でNBI診断分類の紹介と解説、組織別のNBI拡大像をシリーズで提示し、解説する。

A. ピットパターンからみた組織型

1 ピットパターン（pit pattern）による模様の診断学

　大腸の役割はツルンとした立派なウンコを作ることである。脱水・水分吸収とともに粘液を便に付着させる。大腸において粘液を出すのが腺管であり、その腺管の粘液の排出口にあたるのがピット（pit）である。

　ピットとは腺管開口部であり、腫瘍表面の水平方向のこの模様は、病理標本に見られる垂直方向の構造異型と相関しており、組織診断に有用である。

　ピットパターン分類は工藤によって提唱・完成された[1)2)]。

2 ピットパターンと組織[2)]

ピットの形態と組織型は相関がある。

Ⅰ	：円形ピットで正常粘膜に見られる。
Ⅱ	：星芒状、鋸歯状、玉ねぎ状ピットで過形成などの鋸歯状病変に見られる。
ⅢL	：大型類円形、管状ピットで管状腺腫などに見られる。
Ⅲs	：小型類円形、管状ピットで陥凹型の管状腺腫などに見られる。
ⅣL	：樹枝状、脳回状、絨毛状ピットで管状腺腫、管状絨毛腺腫、腺腫内癌などに見られる。
Ⅴi軽度不整	：大小不同、配列の乱れ、密在性を伴う不整なピットで粘膜内癌などに見られる。
Ⅴi高度不整	：ピット輪郭の不明瞭化やピオクタニン染色性の低下を伴う不整なピットでSM深部浸潤癌などに見られる。
ⅤN	：無構造ピットでSM深部浸潤癌や進行癌などに見られる。

3 「私のデータ」―ピットパターンと組織

1994年4月から2016年12月までに私が拡大観察でピットパターン診断し、私が内視鏡的に切除したか当院で外科的切除した12,754病変のピットパターンと組織について以下にまとめた。

ピットパターンと組織型

	G-Ⅰ	HP	SSA/P	SA	TA	TVA	CIA	M ca	SM	MP	SS/A1	他	合計
Ⅰ	21	21	0	2	17	0	0	0	0	0	0	38	99
Ⅱ	36	444	46	49	295	2	0	1	1	0	0	79	953
ⅢL	115	454	4	44	9,281	114	78	60	15	0	0	220	10,385
Ⅲs	1	5	0	0	97	0	0	3	2	0	0	0	108
ⅣL	1	9	1	13	298	96	71	19	10	0	0	2	520
Ⅳv	3	12	0	42	88	86	42	14	10	0	0	3	300
Ⅴi	0	0	0	0	41	7	21	31	89	7	12	1	209
Ⅴn	2	0	0	0	2	0	1	4	42	38	88	3	180
合計	179	945	51	150	10,119	305	213	132	169	45	100	346	12,754

1994.04～2016.12　高木篤

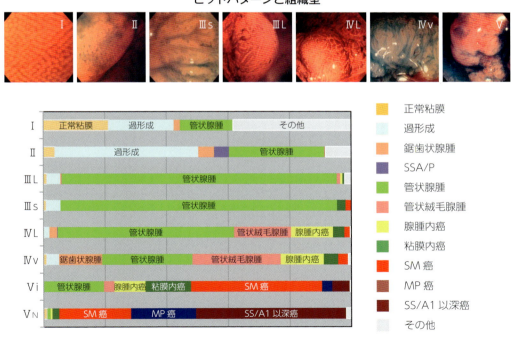

ピットパターンと組織型

n=12,754　1994.4～2016.12　高木篤

ピットパターンと組織型

ピットパターンでは数字の高いほうが、担癌率も SM 以深率も高い。
実践的な意味で、つくづくよくできた分類ではある。

ピットパターンと担癌率

V_N	96.1%
V_i	76.6%
IV_V	22.0%
IV_L	19.2%
III_S	4.6%
III_L	1.5%
II	0.2%
I	0%

1994.04〜2016.12　高木篤

ピットパターンとSM以深率

V_N	93.3%
V_i	51.7%
IV_V	3.3%
IV_L	1.9%
III_S	1.8%
III_L	0.1%
II	0.1%
I	0%

1994.04〜2016.12　高木篤

Column　pitology（ピットロジー）

　1994 年秋田から現在の病院に帰任した私は、カンファレンスルームを「ピットロジー（pitology）研究所」と命名し、喜々として実体顕微鏡撮影をしていた。
　pitology は pit に ology を付けた造語である。日本語にすると「穴学」、「腺口学」「陰窩学」などになるであろうか。
　pitology は pathology とも語感が似ているので、悪くない造語だと思う。
　内視鏡診断の流れは、morphology（形態学）→pitology（腺口学）→pathology（病理学）となる。

4　各ピットパターンと組織型

Ⅰ型ピットと組織型

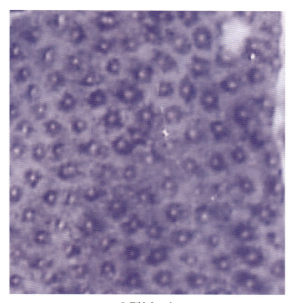

Ⅰ型ピット

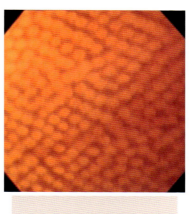

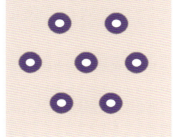

　Ⅰ型ピットは正常な類円形ピットを呈し，正常腺管か炎症性腺管，過形成腺管に見られるピットである。時に過形成や管状腺腫でⅠ型と区別困難な場合もある。
　隆起性病変を認めた場合，NBIかインジゴカルミン撒布拡大でピットを観察する。
　Ⅰ型ピットを認めたら，非腫瘍性病変か，粘膜下腫瘍とわかる。
　腫瘍性病変の立ち上がりにⅠ型を認めた場合には，癌のSM深部浸潤によって周辺正常粘膜が隆起した場合もあるので注意を要する。

Ⅰ型ピットの組織型

Group I	21.2%
過形成	21.2%
管状腺腫	17.2%

1994.04～2016.12　高木篤

Ⅱ型ピットと組織型

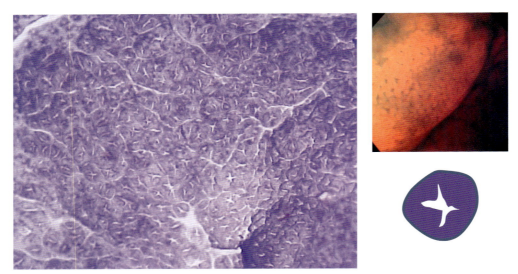

Ⅱ型ピット（SSA/P）

　Ⅱ型は鋸歯状、星芒状、玉ねぎ状ピットである。管状腺腫にみられるⅢLやⅣLと比較すると、ピットがやや細く、棘状でギザギザしているのが特徴である。

　過形成、鋸歯状腺腫、SSA/Pなどの鋸歯状病変に見られるピットである。時に管状腺腫と鑑別困難なときがある。

Ⅱ型ピットの組織型

過形成	46.6%
管状腺腫	31.0%
鋸歯状腺腫	5.1%
SSA/P	4.8%

1994.04～2016.12　高木篤

ⅢL 型ピットと組織型

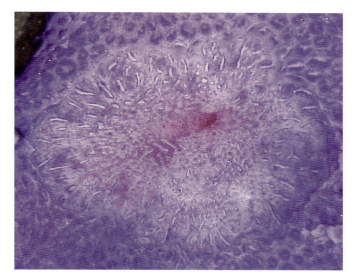
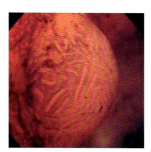
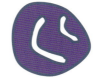

ⅢL 型ピット（管状腺腫）

類円形、管状ピットである。正常腺管より長いが枝分かれはしていない。
管状腺腫のピットであるが、時に、過形成でもⅢL 様ピットになるときがあり、注意を要する。

ⅢL ピットの組織型

管状腺腫	89.4%
過形成	4.4%

1994.04〜2016.12
高木篤

Ⅲs 型ピットと組織型

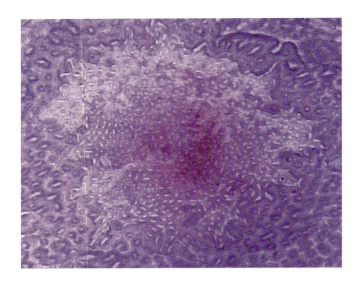
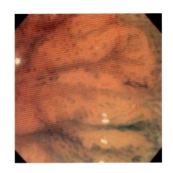

陥凹部に見られるピットである。Ⅱcに見られるピットであるが、Ⅰsなどの隆起型に伴う陥凹内にも見られることがある。

組織型はほとんどが管状腺腫である。

Ⅲs ピットの組織型

管状腺腫	89.8%
過形成	4.6%

1994.04～2016.12　高木篤

ⅣL 型ピットと組織型

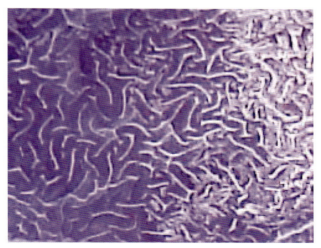
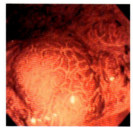
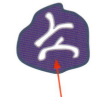

ⅣL 型ピット（高度異型管状腺腫）

長いだけでなく分枝している。

　長いピットである。分枝し、脳回状、樹枝状のピットを呈する。
　ⅢL 型とⅣL 型の違いは管状ピットの長さと分枝があるかないかである。管状ピットが比較的短くて分枝がない場合はⅢL 型、管状ピットが長くて分枝がある場合にはⅣL 型とする。
　本書ではⅣ型の管状タイプをⅣL、絨毛タイプをⅣvと亜分類した。
　ⅣL ピットの組織型には以下のものがある。

管状腺腫	57.3%
管状絨毛腺腫	18.5%
腺腫内癌	13.7%
粘膜内癌	3.7%

1994.04〜2016.12　高木篤

　ⅢL 型は管状腺腫で良性のことが多く、ⅣL 型は管状絨毛腺腫や腺腫内癌を含むことが多い。
　味岡はピットの複雑さの指標として、フラクタル次元を提案している[3]。フラクタル次元の高いものは異型度が高いとしているが、分枝のあるⅣL 型は、分枝の無いⅢL と比較してフラクタル次元が高い。
　私のデータではⅢL 型ピットとⅣL 型ピットの担癌率、SM 以深率は以下の通りである。

	ⅢL	ⅣL
担癌率	1.47%	19.2%
SM 以深率	0.14%	1.9%

　ⅣL はⅢL よりも担癌率、SM 以深率ともに 10 倍以上高い。腫瘍径が大きいからとも言えるが、このデータは、味岡の説を裏付けるものである。

第Ⅲ章　ミクロ診断学―模様を極める

Ⅳv 型ピットと組織型

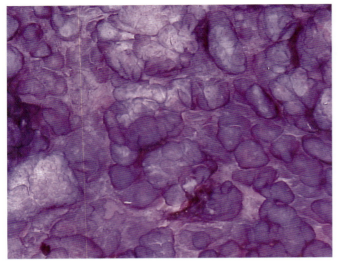
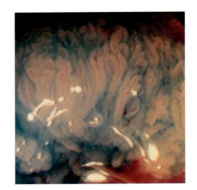

Ⅳv 型ピット（高異型度管状絨毛腺腫）

Ⅳ型であるが、finger-like projection（指様増生）や villous（絨毛状）を呈するものを、私は Ⅳv と亜分類して集計している。

組織型は以下の通りである。

管状腺腫	29.3%
管状絨毛腺腫	28.7%
腺腫内癌	14.0%
粘膜内癌	14.0%

1994.04〜2016.12　高木篤

管状腺腫が多いが、ⅣL よりも管状絨毛腺腫の割合が高い。

Ⅵ軽度不整ピット

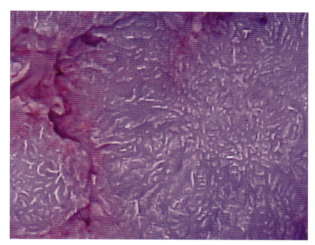
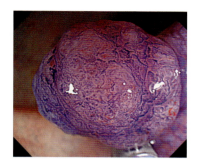

Ⅵ型ピット軽度不整（粘膜内癌）

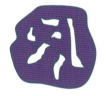

　Ⅵ軽度不整は、SM 浸潤を伴わない粘膜内癌を表す所見と言える。
工藤らの提唱した amorphism[2] に該当する

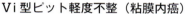

amorphism
大小不同
配列の乱れ
ピット内の非対称構造
（back to back, gland in gland など）

密なピットは構造異型を示す

　工藤の提唱した amorphism の中にある back to back は、腺管と腺管の間質が狭小化し、ピット同士が互いにくっつくことである。中村恭一の「大腸癌の構造」にある構造異型の指数 ISA が正しいとすれば、ピットが密になるということは、ピットとピットの間である間質領域が狭くなるということであり、ISA が上昇し、癌だということになる。

Vi 高度不整ピット

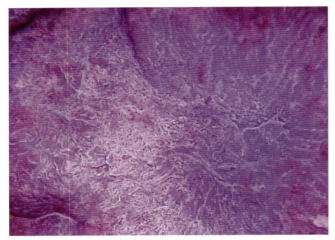
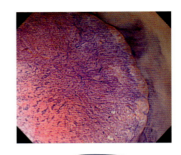
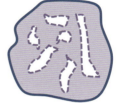

Vi 型ピット高度不整（SM 深部浸潤癌）

工藤・鶴田による 2001 年箱根合意により、VI 高度不整は以下のように定義された[4)5)]。

Vi 高度不整[4)5)]
内腔狭小
辺縁不整
輪郭不明瞭
SA の染色性の低下
スクラッチサイン

（2001 年　箱根合意）

　Vi 高度不整とは、ピットの模様は見えるが高度の不整を認める状態で、粘膜内癌遺残部を有する SM 深部浸潤癌の所見である。
　ピットは完全には消失していないが、ピットの内腔が狭小化し、辺縁が不整だったり、輪郭が不明瞭だったりする。
　ピットとピットの隙間の間質領域（stroumal area : SA）のピオクタニンの染色性の低下が見られる。
　スクラッチサインは引っ掻いたような痕のことであるが、切除標本でしか観察されないという意見もある。
　Vi 高度不整は、癌の SM 浸潤により、表層にあった粘膜内癌遺残部の特に被蓋上皮が脱落しかかっている徴候であり、粘膜内癌遺残部を伴う SM 深部浸潤癌で見られるピットである。

Vi ピットの組織型

Vi 軽度不整と Vi 高度不整の組織型は以下の通りである。

Vi 軽度不整は、管状腺腫、腺腫内癌、粘膜内癌、SM 浅層癌までの腫瘍で見られる。

Vi 軽度不整の組織型

管状腺腫	35.5%
腺腫内癌	21.8%
粘膜内癌	15.5%
SM 浅層癌	14.6%

2003.01〜2016.12　高木篤

Vi 高度不整は、SM 深部癌、SS/A1 以深癌がほとんどを占める。

Vi 高度不整の組織型

SM 深部癌	61.6%
SS/A1 以深癌	11.6%
SM 浅層癌	10.5%

2003.01〜2016.12　高木篤

Vℕ ピットの組織型

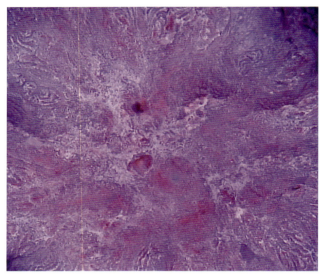
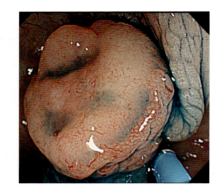

Vℕ型ピット（MP癌）

　Vℕ型ピットはSM深部浸潤以深に見られるピットである。
　SM深部浸潤に伴い、粘膜内癌遺残部が脱落することにより、SM癌内の間質反応[5]や中分化腺癌が表層に露出することによって、無構造ピットが出現する。
　私のデータではVℕを呈した病変はSM癌が23.3%、MP癌が21.1%、SS/A1以深癌が48.9%を占めていた。

Vℕピットの組織型

SS/A1以深癌	48.9%
SM癌	23.3%
MP癌	21.1%

1994.04〜2016.12　高木篤

B. 組織型からみたピットパターン

「私のデータ」─組織とピットパターン

組織型とピットパターン

前節では、ピットパターンごとの組織を検討した。続いて、組織ごとのピットパターンを内視鏡を交えながら検討していく。私のデータ─組織とピットパターンを下に示す。

組織型とピットパターン

	G-I	HP	SSA/P	SA	TA	TVA	CIA	M ca	SM	MP	SS/A1	他	合計
Ⅰ	21	21	0	2	17	0	0	0	0	0	0	38	99
Ⅱ	36	444	46	49	295	2	0	1	1	0	0	79	953
ⅢL	115	454	4	44	9,281	114	78	60	15	0	0	220	10,385
Ⅲs	1	5	0	0	97	0	0	3	2	0	0	0	108
ⅣL	1	9	1	13	298	96	71	19	10	0	0	2	520
Ⅳv	3	12	0	42	88	86	42	14	10	0	0	3	300
Vi	0	0	0	0	41	7	21	31	89	7	12	1	209
VN	2	0	0	0	2	0	1	4	42	38	88	3	180
合計	179	945	51	150	10,119	305	213	132	169	45	100	346	12,754

1994.04〜2016.12　高木篤

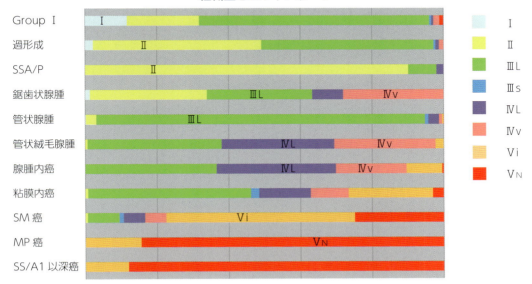

組織型とピットパターン

n=12,754　1994.4〜2016.12　高木篤

過形成の拡大像とピットパターン

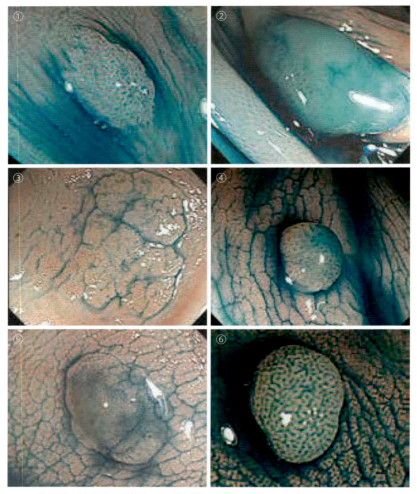

①Ⅱ型　②Ⅱ型　粘液あり　③Ⅱ型　④Ⅱ型　⑤Ⅱ型　粘液あり　⑥Ⅱ型

　過形成の典型的なⅡ型ピットは鋸歯状、星芒状、玉ねぎ状ピットである。一見脳回状だが鋸歯状ピットが観察されるものや、開大しているが鋸歯状ピットが観察されるものもある[2]。

　本来はⅡ型が主体となるはずだが、迷う症例を切除しているためか、ⅢLも混じっている。

過形成のピット

ⅢL	48.0%
Ⅱ	47.0%

1994.04〜2016.12　高木篤

【鑑別】 反転憩室

鋸歯状病変と鑑別する必要があるものに反転憩室がある。憩室の周囲には同心円徴候が見られる[5]。軟らかい隆起性病変の周囲に同心円徴候が見られたら、反転憩室の可能性がある。反転憩室を切除すると穿孔するので注意を要する。

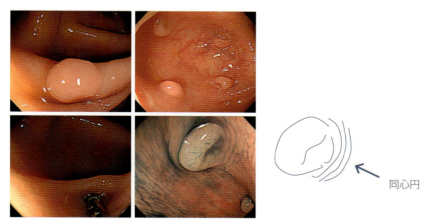

反転憩室と同心円徴候

私は、反転憩室を内視鏡的に切除して穿孔した症例を経験している。

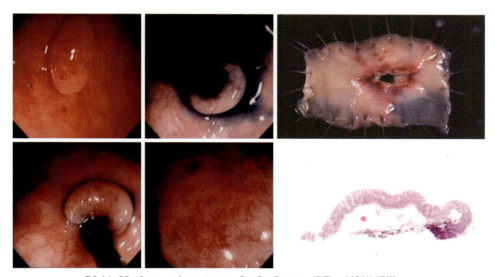

59 M, SP, Ⅰsp, polypectomy, 9×8×3 mm→穿孔→外科的手術

SSA/P の拡大像とピットパターン

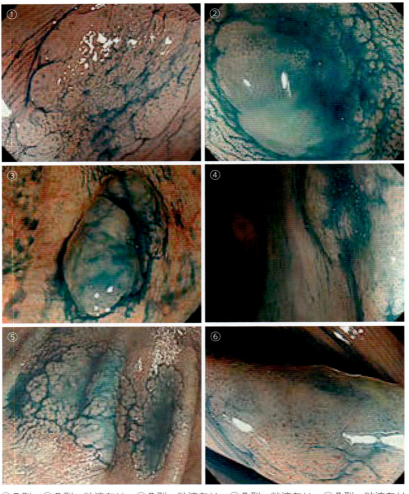

①Ⅱ型　②Ⅱ型　粘液あり　③Ⅱ型　粘液あり　④Ⅱ型　粘液あり　⑤Ⅱ型　粘液あり
⑥開Ⅱ型

Ⅱ型の中でも開Ⅱ型という開大したⅡ型が主である。

伸Ⅱ型という細くてギザギザな鋸歯状構造を伴う長いⅢL様のピットの場合もある[9]。

SSA/P のピットは9割をⅡ型が占め、その他、ⅢLやⅣvのこともある。

SSA/P のピット

Ⅱ	90.2%
ⅢL	7.8%
Ⅳv	2.0%

1994.04〜2016.12　高木篤

鋸歯状腺腫の拡大像とピットパターン

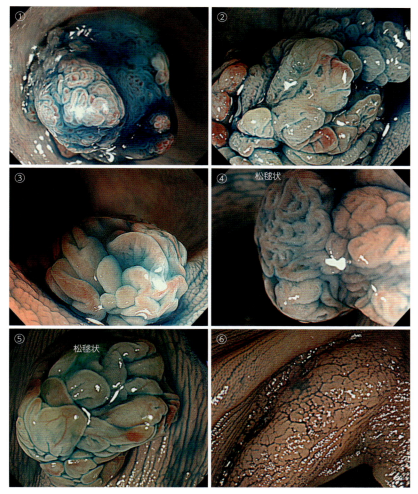

①Ⅳv型 松毬状　②Ⅳv型 松毬状　③Ⅳv型 松毬状　④Ⅳv型 松毬状　⑤Ⅳv型 松毬状　⑥鋸歯状

Ⅱ型で過形成と思って切除すると鋸歯状腺腫だったということがある。

目立つのはⅣ型の松毬（まつかさ、まつぼっくり）状の所見である。

時に次頁のように丈の低い絨毛状、鋸歯状、羊歯状を呈する。

鋸歯状腺腫のピットは、Ⅱ型、ⅢL、Ⅳvが占める。

鋸歯状腺腫のピット

Ⅱ	32.7%
ⅢL	29.3%
Ⅳv	28.0%
ⅣL	8.7%

1994.04〜2016.12　高木篤

鋸歯状腺腫の拡大像—非典型例

　松毬状以外の非定型的なピットの症例を供覧する。

　以下のように絨毛状、鋸歯状、羊歯状を呈することがある。

症例1

通常像：白色のLST　　　　拡大像：丈の低い絨毛状ピット

症例2

通常像：二段隆起　　　　拡大像：鋸歯状、羊歯状

ノコギリの歯状

管状腺腫の拡大像とピットパターン

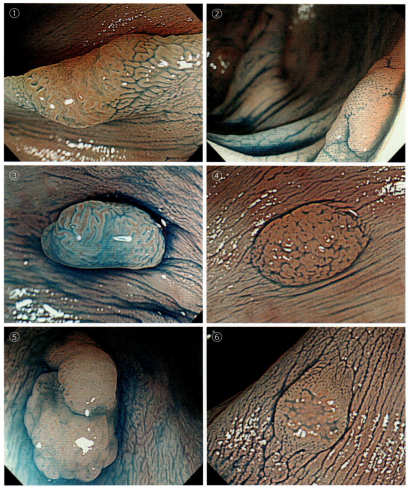

①ⅢL　②ⅢL、一部Ⅲs　③ⅢL+ⅣL　④ⅢL+Ⅰ型　⑤ⅢL　⑥ⅢL+Ⅰ型

管状腺腫のピットはⅢLがほとんどである。

管状腺腫のピット

ⅢL	91.7%
ⅣL	2.9%
Ⅱ	2.9%

1994.04〜2016.12　高木篤

Ⅱ型が混じっているのは問題である。

管状絨毛腺腫の拡大像とピットパターン

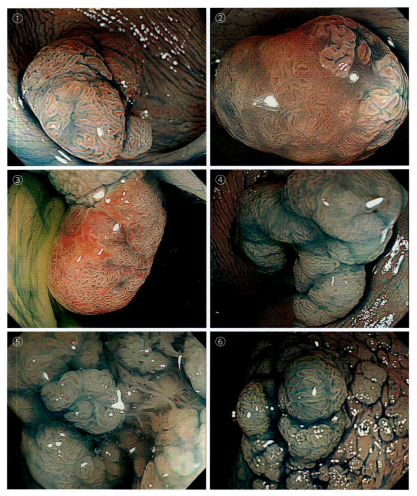

①Ⅳv ②Ⅳv ③ⅣL ④ⅣL ⑤Ⅳv ⑥Ⅳv

　管状腺腫は比較的表面が平坦であるのに対し、管状絨毛腺腫はピットの溝が深く、絨毛状を呈しており、ばらけた感じになっているのが特徴的である。
　管状絨毛腺腫のピットはⅢL、ⅣL、Ⅳvが多い。

管状絨毛腺腫のピット

ⅢL	37.4%
ⅣL	31.5%
Ⅳv	28.2%

1994.04～2016.12　高木篤

腺腫内癌の拡大像とピットパターン

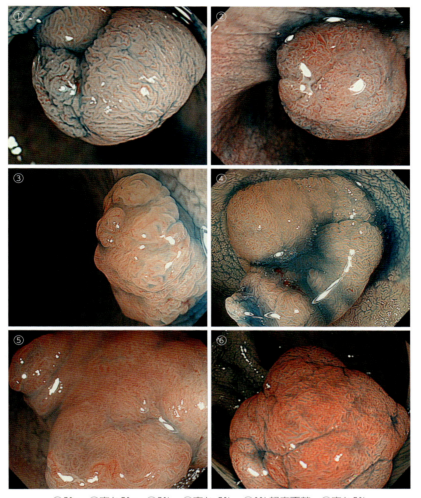

①ⅣV　②密なⅣv　③ⅣL　④密なⅣL　⑤Ⅵ軽度不整　⑥密なⅣL

　腺腫内癌では、明瞭な陥凹や平坦化などの領域性を有する場合には癌部と非癌部を区別できるが、大きな隆起性病変の場合、癌部を同定できない場合もある。

　腺腫内癌のピットはⅢL、ⅣL、Ⅳvが多い。

腺腫内癌のピット

ⅢL	36.6%
ⅣL	33.3%
Ⅳv	19.7%
Ⅵi	9.9%

1994.04〜2016.12　高木篤

粘膜内癌の拡大像とピットパターン

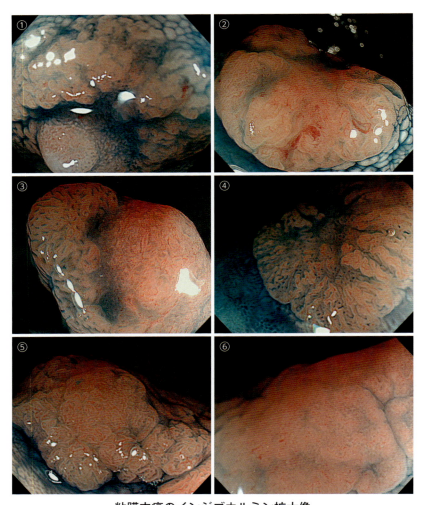

粘膜内癌のインジゴカルミン拡大像
①密なVi軽度不整　②密なVi軽度不整　③陥凹内隆起部で密なVi軽度不整　④密なⅢL
⑤Vi軽度不整　⑥Vi軽度不整

ピットが密になったり、大小不同、配列の乱れが見られる。

粘膜内癌のピットは、ⅢL、Vi軽度不整などである。

粘膜内癌のピット

ⅢL	45.5%
Vi	23.5%
ⅣL	4.4%
Ⅳv	10.6%

1994.04〜2016.12　高木篤

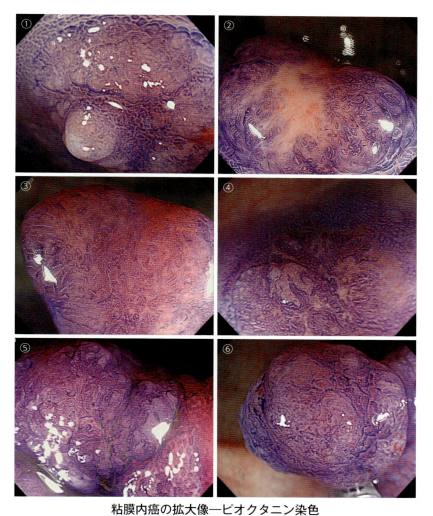

粘膜内癌の拡大像―ピオクタニン染色
①密なVi軽度不整　②密なVi軽度不整　③陥凹内隆起部で密なVi軽度不整　④密なⅢL
⑤Vi軽度不整　⑥Vi軽度不整

密で不整なピットを認める。ピットの輪郭は保たれている。Vi軽度不整相当である。

SM 浅層浸潤癌の拡大像とピットパターン

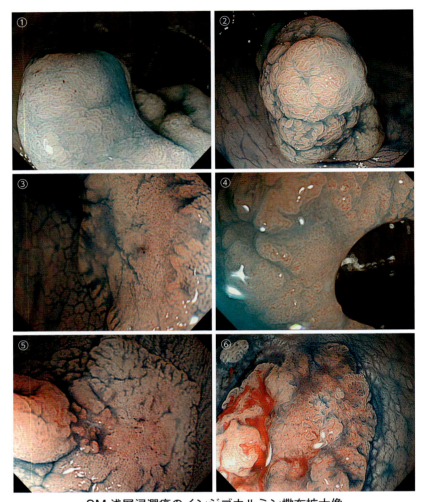

SM 浅層浸潤癌のインジゴカルミン撒布拡大像
①密なⅣL　②密なⅣv　③Ⅵ軽度不整　④密なⅥ軽度不整　⑤Ⅵ軽度不整
⑥Ⅵ軽度不整。出血あり

SM 浅層癌のピットはⅥ軽度不整、Ⅵ高度不整、Ⅲsなどである。

SM 浅層癌のピット

Ⅵ軽度不整	34.8%
Ⅵ高度不整	19.6%
Ⅲs	17.4%

2003〜2016　高木篤

粘膜内癌のピットとほとんど変わらない。

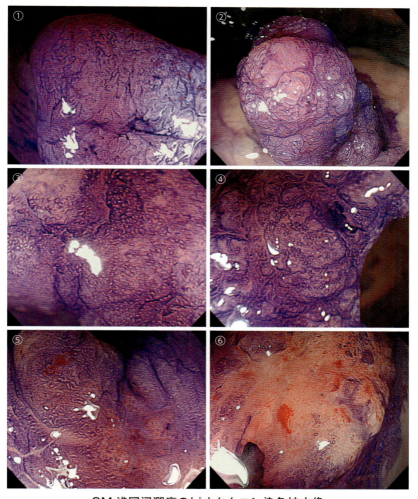

SM浅層浸潤癌のピオクタニン染色拡大像
①密なⅣL　②密なⅣv　③Ⅵ軽度不整　④密なⅥ軽度不整　⑤Ⅵ軽度不整
⑥Ⅵ軽度不整。粘液で染色不良

Ⅵ軽度不整相当で、密だったり、大小不同だったり、配列の乱れが見られる。

SM深部浸潤癌の拡大像とピットパターン

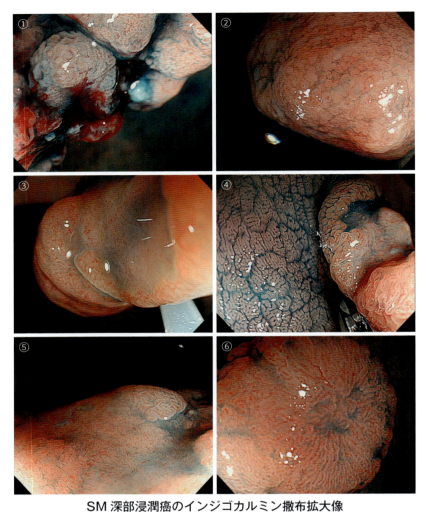

SM深部浸潤癌のインジゴカルミン撒布拡大像
①密なⅣv　②特異な模様。この模様はSM深部癌。③Vℕ　④陥凹内でVi高度不整
⑤Vi高度不整　⑥Vi軽度〜高度不整

SM深部浸潤癌のピットはVi高度不整、Vℕがほとんどである。

Vi高度不整	55.2%
Vℕ	29.2%

2003〜2016　高木篤

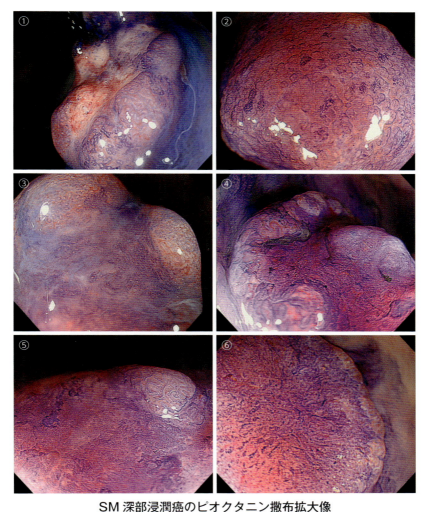

SM深部浸潤癌のピオクタニン撒布拡大像
①陥凹部でVN ②特異な模様。この模様はSM深部癌。③VN ④陥凹内でVi高度不整
⑤Vi高度不整 ⑥高度不整

　Vi高度不整であるピットの輪郭の不明瞭化やピット間の間質領域のピオクタニン染色性の低下、VNピットである無構造ピットなどが見られる。

SM 深部浸潤に伴う粘膜内癌遺残部の変化

粘膜内癌遺残部の脱落による SM 癌間質反応の露出

　粘膜内癌が SM 深部浸潤を来たすと、浸潤部が増殖・膨張し、癌の発生源であった粘膜内癌部が脱落し、SM 癌部が表層に露出する。

　鶴田らによれば、SM 癌部の間質反応を伴う SM 浸潤部が露出するのが無構造ピットである V_N の原因である[6]。表層に露出するのは、中分化腺癌の場合もある。

　あたかも、マグマ化した SM 癌が地表を破って表面に露出するようなものである。

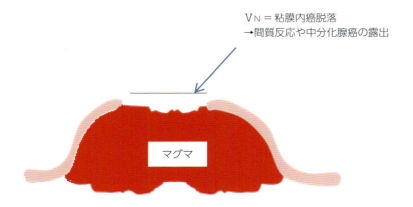

皮被りの SM 癌では V_N が出ない

　しかし、中には、粘膜内癌部が遺残し、表層に SM 層が露出しないことがある。その場合、V_N ピットが表層に出ないため、SM 癌の診断がむずかしいことがある。

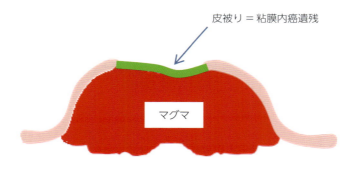

症例：V_Nピットを呈したⅡa＋Ⅱc型SM深部浸潤癌の1例

典型的なⅡa＋Ⅱc症例である。周辺は正常粘膜から隆起しており、病変に厚みがある。陥凹部のピットはV_Nであり、病理では間質反応が露出するSM深部浸潤癌であった。粘膜内癌の遺残を認めなかった。実体顕微鏡像を二値化すると無構造ピットが明瞭となる。

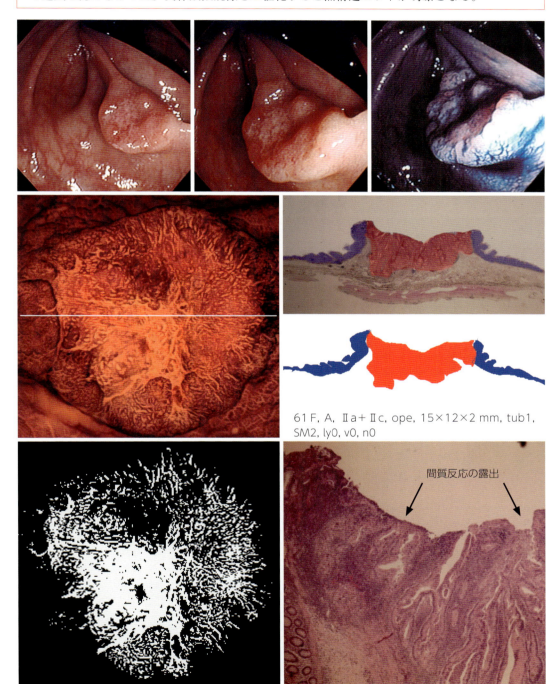

61 F, A, Ⅱa＋Ⅱc, ope, 15×12×2 mm, tub1, SM2, ly0, v0, n0

間質反応の露出

症例：M癌部ではVi軽度不整、SM癌部ではV_Nピットを呈したLST-NG型SM癌の1例

LST-NGのSM癌症例である。V_N無構造ピット部でSM深部浸潤し、Vi軽度不整部では粘膜内癌遺残を認めた。LST-NGの平坦なM癌がSM浸潤し、粘膜内癌部が脱落し、SM癌が露出したと推察される。

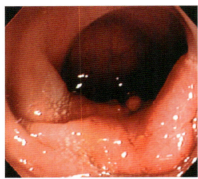

77 F, D, LST-NG-D,
ope, 26×18 mm,
tub1, SM2, ly1, v0, n0

―――― M
―――― SM

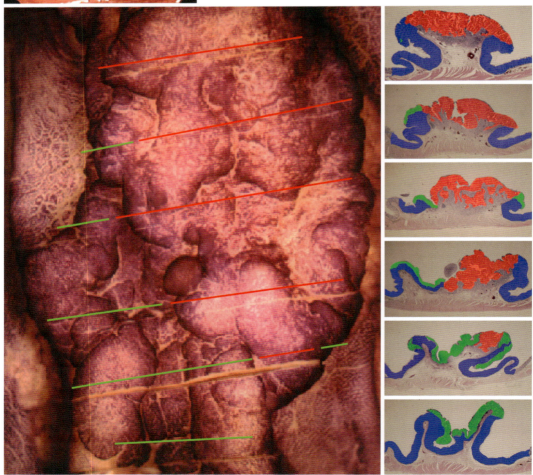

症例：皮被りの SM 癌の 1 例

このように粘膜内癌部がしっかり遺残している。ピットでも Vi 軽度不整程度である。ピオクタニンの染色性も保たれている。このような「皮被り」の SM 癌の診断は難しい。

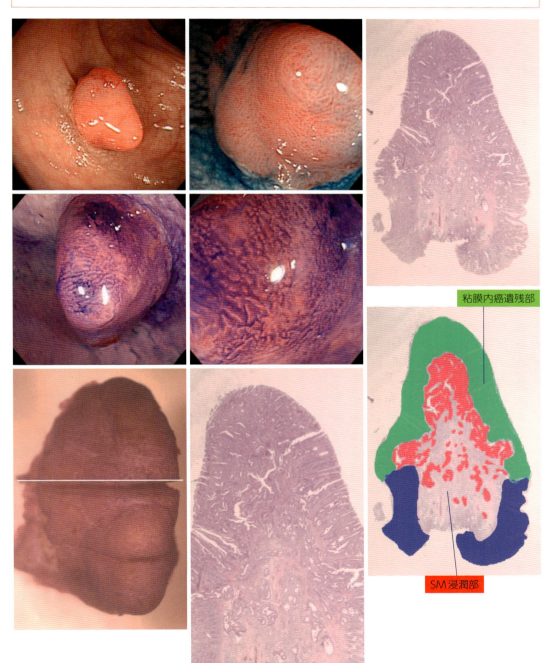

62 M, S, Is, EMR→ope, 10×7×8 mm, SM 4,000 μm, Ly0, v0, n0

インジゴカルミン拡大、ピオクタニン拡大ともにピットがしっかり遺残している。

SM癌による被覆上皮の脱落によるピットの変化＝Vi高度不整

　粘膜内癌が脱落せずに遺残している「皮被り」のSM癌でも、粘膜表面被覆上皮が脱落することがある。

　これにより、①ピットの不明瞭化と②ピット間の間質領域のピオクタニン染色性の低下が起こる。

①ピットの不明瞭化 ＝invasive pattern

　ピットの一部が削れ、ピットの輪郭が不明瞭化し、始点から終点まで全周が追えなくなる。

　これをivasiveパターンと呼び、Vi高度不整の所見である。

　このようなピットを藤井らはinvasive patternと呼び[7]、80～90％の確率でSM2以深の癌と診断できるとしている。

②ピオクタニン染色性の低下

　林らによれば、癌のSM浸潤に伴い、粘膜内癌の被覆上皮（被蓋上皮）が削れるとピット間の間質領域（stromal area：SA）のピオクタニン領域の染色性が低下する[8]。

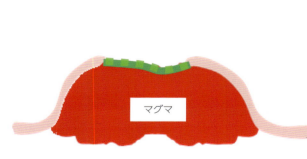
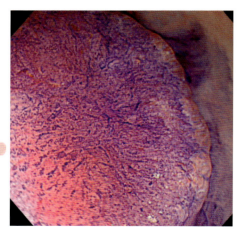

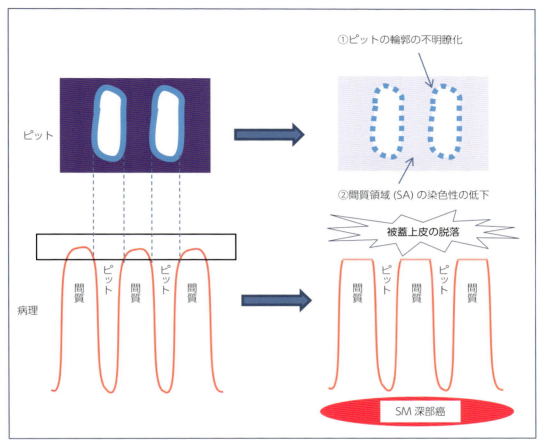

(文献 8 より改変)

Vi 高度不整の定義

これらを踏まえ、工藤・鶴田らは箱根合意でVi高度不整を定義した[4)5)]。

Vi高度不整は、粘膜内癌遺残部が脱落しかかっている所見でSM深部浸潤を示唆する所見である。

Vi 高度不整

内腔狭小
辺縁不整
輪郭不明瞭
SA の染色性の低下
スクラッチサイン

症例：頭頂部に褪色調平坦陥凹部を認めた直腸Ⅰs型SM深部浸潤癌の1例

扁平隆起型のSM癌である。頂部は陥凹しているが段差ははっきりしない。周辺に粘膜内癌遺残部を伴っている。陥凹部に輪郭が不明瞭の密なピットを認め、染色性が低下している。一部VN型無構造ピットも見られる。病理的には粘膜内癌遺残部があり、一部で間質反応が表層に露出するSM癌であった。

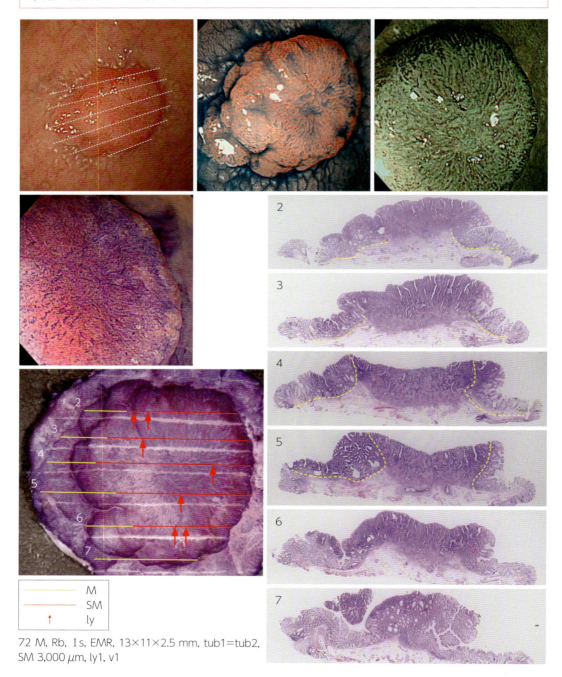

72 M, Rb, Ⅰs, EMR, 13×11×2.5 mm, tub1=tub2, SM 3,000 μm, ly1, v1

症例：若年性ポリープの1例

若年性ポリープは肉芽様組織からなる、同部がVNに見えるのでSM癌と間違えそうになるが、ジャガイモの芽のようなピットがその中に散見されるので、容易に診断できる（矢印）。

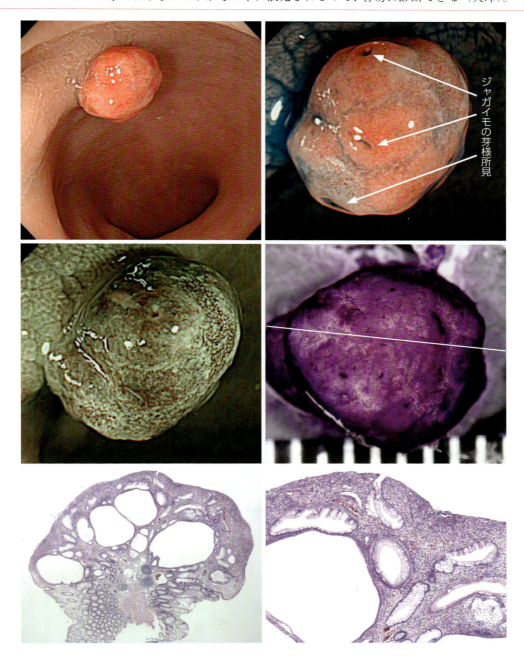

41 M, Rb, Isp, polypectomy, 8×6×6 mm, 若年性ポリープ
好中球を中心とする炎症細胞浸潤により肉芽組織が形成され、腺管間は開大している。腺管は一部で小嚢胞状に膨張しているが、陰窩上皮に異型性は認めない。

V型ピットのまとめ

　粘膜内癌はVi軽度不整を呈する。SM深部浸潤により粘膜内癌部が完全に脱落するとV$_N$となる。Vi高度不整は、その中間で、粘膜内癌部は遺残しているが、脱落しかかっているときに出現する。

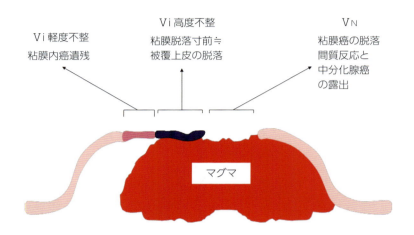

	Vi軽度不整	Vi高度不整	V$_N$
粘膜被覆上皮	(+)	(−)	(−)
粘膜内癌遺残部	(+)	(+)	(−)
深達度	M〜SM slight	SM massive	SM massive
表層の分化度	高分化腺癌	高分化腺癌の崩れ	中分化腺癌や間質反応の表層への露出
ピット	配列不規則 大小不同 左右非対称	内腔狭小 辺縁不整	消失
ピット輪郭	明瞭	不明瞭	消失
SAの染色低下	なし	あり	脱落

SM癌のピット診断

私のデータからSM癌のピット診断を以下に示す。

n=142

	SM浅層浸潤癌		SM深部浸潤癌	
	隆起型	表面型	隆起型	表面型
II	0	1	0	0
IIIs	0	2	0	0
IIIs	5	3	2	0
IVL	2	1	1	0
IVv	3	1	5	0
Vi軽度不整	8	8	5	2
Vi高度不整	7	2	35	18
V_N	0	3	14	14
合計	25	21	62	34
深部ピット出現率	28.0%	23.8%	79.0%	94.1%

2002.12〜2016.12　高木篤

SM浅層浸潤癌ではVi軽度不整、SM深部浸潤癌ではVi高度不整、V_Nが多かった。

深部ピット（Vi高度不整とV_N）出現率はSM浅層浸潤癌では隆起型、表面型共に28.0%、23.8%と多くなかったが、SM深部浸潤癌では、隆起型79.0%、表面型は94.1%と高率に出現していた。

ただSM深部浸潤であっても、隆起型では表面型よりも深部ピット出現率が相対的に低かった。

なお、MP以深癌のピットは以下の通りであった。

Vi	44.9%
V_N	37.4%
IIIL	7.0%

1994〜2016　高木篤

NBI 拡大による診断学

NBI の原理

narrow band imaging（NBI）は光源フィルタをヘモグロビンに吸収されやすい波長の 415 nm（紫）、540 nm（緑）の狭帯域に限定する。

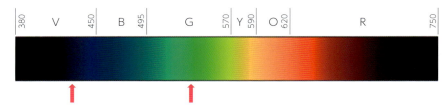

　これらの波長を合わせると青色光になる。NBI モードで発せられた青色光の大部分はヘモグロビンに吸収され、反射しないため、血管は黒褐色に描出される。NBI の緑っぽい背景粘膜は画像処理によるのではなく、白色光ではなく青色光を当てることによる。

NBI で見える物

　NBI によって、表面の血管模様（vessel pattern：VP）だけではなく、血管の隙間にあるピット様模様の表面パターン（surface pattern：SP）も同時に強調される。surface pattern はピットより少し太く出るが、形はピットとほぼ相似形である。

　血管模様のみの情報よりも、ピット様模様（SP）のほうが組織型に相関していることが多く、NBI は現時点ではピット診断の域を越えてはいない。

NBI 診断の変遷

　NBI 分類は 2001 年佐野によって提唱された[10]。佐野分類は血管のみの模様を分類していた。2008 年、田中[11]によって、血管模様の間のピット様模様や色にも着目した広島分類が提唱された。その後、佐野、田中らが協議し、国際的には NICE 分類[12]、国内的には JNET 分類[13]として統合された。

　今後は国際的には NICE 分類、国内的には JNET 分類に収束していくと思われる。

　次のページに佐野分類、広島分類、NICE 分類、JNET 分類の概略をまとめた。

NBI の限界

　SM 癌浸潤は直接見えないため、表層の模様にそれが影響を及ぼさない限り診断できない。そうした模様診断の限界は NBI も例外ではない。

　JNET 分類の type 2B には、粘膜内癌から SM 以深癌までが広範囲の病変が含まれており、その鑑別が現在の課題とされている。

NBI 診断基準比較表

佐野の分類、広島分類、NICE 分類、JNET 分類、ピットパターンとの対比の一覧表を提示する。

VP：vessel pattern SP：surface pattern≒pit	過形成	腺腫	M 癌、SM 浅層癌		SM 深部癌
佐野分類	Ⅰ	Ⅱ	Ⅲa		Ⅲb
	網目状血管網なし	網目状血管網あり 腺管周囲を囲む毛細血管網	不整で高密度の血管網		無血管もしくは微小血管網の消失
広島分類	A	B	C-1	C-2	C-3
	VP：微小血管は不可視。正色から褪色調で全体が均一に無構造に見えることもある。 SP：ピット内腔が褐色から黒色に見える。	VP：腺管を取り囲む整な微小血管網 SP：明瞭で整	VP：網目模様を呈し、太さ・分布が比較的均一 SP：不整	VP：不整な網目模様で、太さ・分布が不均一 SP：強い不整	VP：太さ・分布は不均一で不整。無血管領域や断片化した微小血管の出現 SP：不整・不明瞭で観察不能。
NICE 分類	Type 1	Type 2			Type 3
	色：同じかやや明るい VP：無いか孤立したレース様の血管が病変を横切る。 SP：ピットは濃いか白色で同じサイズかまたは均質に消失	色：茶色 VP：白色のピットの周囲を茶色血管が取り囲む SP：茶色血管に取り囲まれた楕円形、管状、樹枝状ピット			色：茶色から濃い茶色。時々褪色域が限局 VP：血管の破壊・消失した領域がある。 SP：不整または消失
JNET 分類	Type 1	Type 2A	Type 2B		Type 3
	VP：見えない SP：規則正しい灰色または白色の点。周囲の正常粘膜と同じ	VP：口径整 均一な分布（網目・らせん状） SP：整（管状・樹枝状・乳頭状）	VP：口径不同 不均一な分布 SP：不整または不明瞭		VP：疎血管野領域 太い血管の途絶 SP：無構造領域
pit pattern	Ⅰ、Ⅱ	ⅢL、Ⅲs、Ⅳ	Ⅵ軽度不整		Ⅵ高度不整、ⅤN

第Ⅲ章 ミクロ診断学―模様を極める

JNET 分類

JNET 分類[13]

	Type 1	Type 2A	Type 2B	Type 3
組織型	過形成、SSA/P	低異型度粘膜内腫瘍	高異型度粘膜内腫瘍 SM 浅層癌[3]	SM 深部癌
血管パターン (vascular pattern：VP)	見えない[1]	規則正しい口径と配列 網目様、螺旋様[2]	口径不同 不整な配列	血管領域の消失 太い血管の途絶
表面パターン (surface pattern：SP)	規則正しい灰または白色の点 周辺正常粘膜と同じ	規則正しい管状、樹枝状、乳頭状	不整もしくは不明瞭	消失

1) 見えても周辺粘膜と同じ。
2) 微小血管はしばしば点状の配列を呈する
3) 深部浸潤癌も含まれることがある。

Column　ゼロを1にする仕事

　何事も、ゼロを1にする仕事は重要である。皆がピットだけを観ていた時代に、血管を観ることに着目し、特殊光で血管を強調することでNBI拡大を可能にした佐野寧先生の仕事はまさにそれである。

　他にも、工藤進英先生の内視鏡による大腸Ⅱcの発見、大腸ピットパターン分類と大腸拡大内視鏡の導入、中村恭一先生の「大腸癌の構造」の提唱、鶴田修先生のV$_N$が間質反応の露出によることの解明、田中信治先生のSM先進部の分化度の低下が転移のリスクになること、池上雅博先生のPG・NPGの提唱、藤井隆広先生のSM深部浸潤癌の invaive pattern、林俊壱先生のSM深部浸潤癌のSAの染色性の低下、味岡洋一先生のピットのフラクタル解析、SM癌の浸潤距離計測の提唱、田村智先生の電子顕微鏡による腺管の3D撮影などもそうだと思う。ゼロを1にした臨床研究によって、大腸腫瘍の診断学は進歩してきた。

組織型別 NBI 所見

過形成の NBI 像

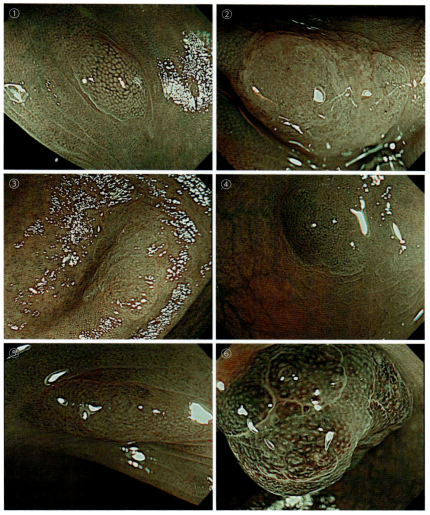

①周囲の粘膜と類似　②網目状血管網無し　③網目状血管網無し　④孤立したレース様血管あり
⑤網目状血管網無し　⑥Ⅱ型様ピット周囲は茶色だが血管網を認めず

　色は周辺粘膜と同じである。ピットを取り巻くやや褐色調の部分は見えるが、網状の血管構造を認めない。規則正しい黒色点、白色点が見える。

色	周辺粘膜と同じかやや明るい（N）（広） 全体が均一に無構造に見えることもある（広）
血管	微小血管や網目状血管網無し（佐）（広）（N）（J） 孤立したレース様の血管が病変を横切る（N）
模様	周囲の正常粘膜と類似（J） 規則的な黒色または白色点（J） 内腔が褐色から黒色に見える（広） 濃いか白色で同じサイズかまたは均質に消失（N）

（佐）：佐野分類、（広）：広島分類、（N）：NICE 分類、（J）：JNET 分類

SSA/P の NBI 像

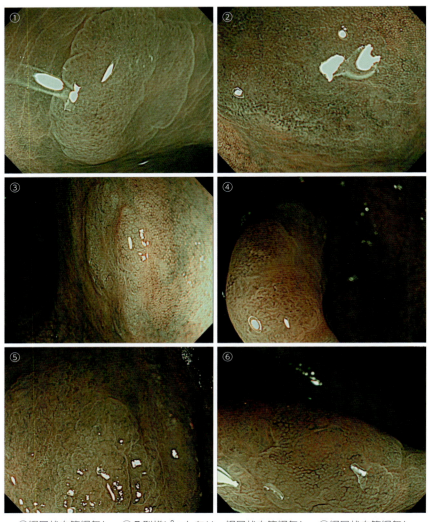

①網目状血管網無し　②Ⅱ型様ピットあり。網目状血管網無し　③網目状血管網無し
④網目状血管網無し　⑤網目状血管網無し　⑥孤立したレース様血管あり

ほぼ過形成と同じである。腺腫と違って血管網を認めない。

鋸歯状腺腫のNBI像

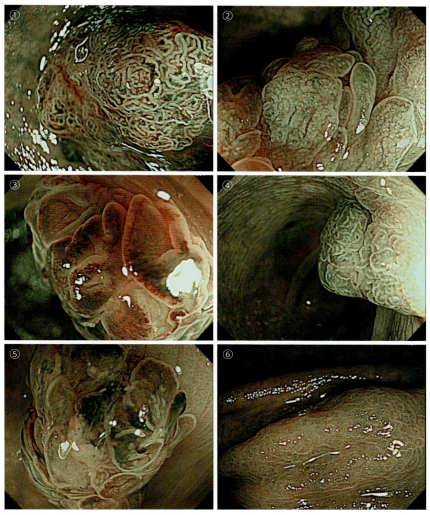

①Ⅳv様　②Ⅳv様。血管に乏しい　③松毬状　④Ⅳv様。血管に乏しい　⑤松毬状　⑥Ⅱ型様。血管網無し

松毬（まつぼっくり）状の特徴的な像か、過形成様の像を呈する。

第Ⅲ章　ミクロ診断学—模様を極める

管状腺腫のNBI像

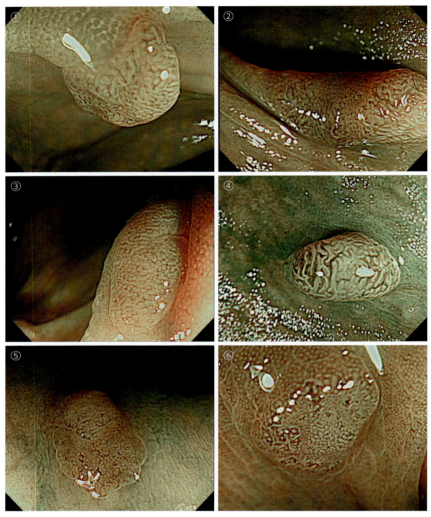

①〜⑥ⅢL様。ピット周囲に網状血管網あり

ピットをとりまく網状の血管を認める。これが過形成やSSA/Pとの違いである。

色	茶色（N）
血管	白色のピットの周辺を茶色で整な毛細血管網が取り囲む（佐）（広）（N） 口径整な網目状・螺旋状血管の均一な分布（J）
ピット	明瞭で整な（広）（J）、楕円状（N）、管状（J）（N）、樹枝状（J）（N）、乳頭状（J）ピット

（佐）：佐野分類、（広）：広島分類、（N）：NICE分類、（J）：JNET分類

管状絨毛腺腫の NBI 像

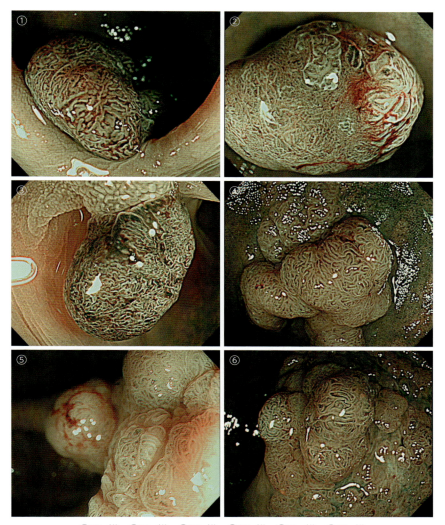

①ⅣL様　②Ⅳv様　③ⅣL様　④ⅣL様　⑤Ⅳv様　⑥Ⅳv様

絨毛状のピットを認めることが多い。

腺腫内癌の NBI 像

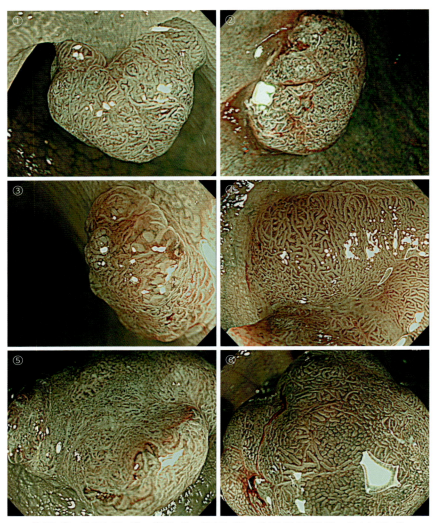

①ⅣL 様　②密なⅣv 様　③ⅣL 様　④密なⅣL　⑤Ⅵ軽度不整様　⑥密なⅣL 様

ところどころ、不整で、密なピットが散見される。

粘膜内癌のNBI像

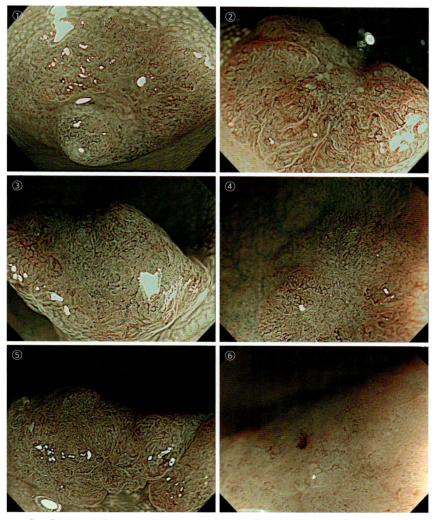

①〜⑤不整な血管網、不整なsurface pattern。⑥血管模様は不整だがやや不明瞭

不整な血管網、不整なピット（surface pattern）を呈する。

色	茶色（N）
血管	太さと分布が不均一な不整で高密度の血管網（佐）（広）（J）
ピット	強い不整（広）（J）、または不明瞭（J）

（佐）：佐野分類、（広）：広島分類、（N）：NICE分類、（J）：JNET分類

SM浅層浸潤癌のNBI像

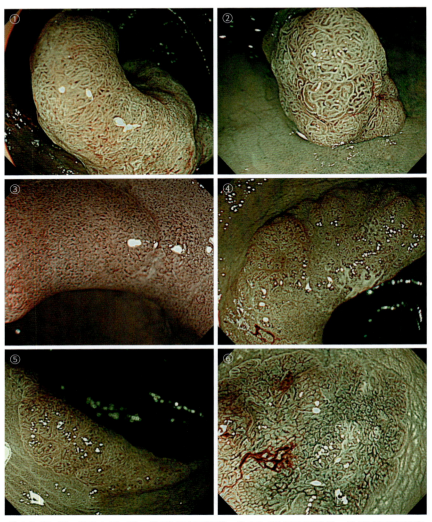

①密なIVL様　②密なIVv様　③Vi軽度不整様　④密なVi軽度不整様　⑤Vi軽度不整様
⑥Vi軽度不整様。出血あり

ほぼ粘膜内癌と同じである。

SM 深部浸潤癌の NBI 像

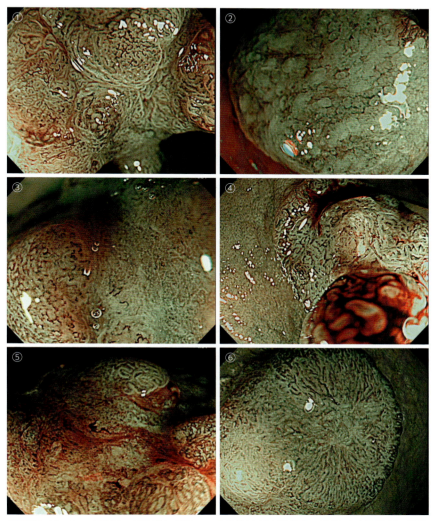

①不整なピット、血管網　②特異な模様。この模様は SM 深部癌。③Ⅴi 高度不整様　④陥凹内でⅤi 高度不整様　⑤Ⅴi 高度不整様　⑥Ⅴi 高度不整様。中央部で一部ピットの消失

血管網の不整・破壊・消失、ピットの不整、消失を認める。

色	茶色から濃い茶色、限局した褪色域（N）
血管	無血管もしくは微小血管網の破壊・消失（佐）（N）（J） 太さは不整で、分布は不均一（広） 太い血管の途絶（J）
ピット	不整・不明瞭で観察不能（広）（N）、無構造領域（J）

（佐）：佐野分類、（広）：広島分類、（N）：NICE 分類、（J）：JNET 分類

第Ⅲ章のまとめ

①ピットパターンと組織型は相関がある。

②ピットパターンと担癌率は V$_N$ 96.1％、Vi 76.6％、Ⅳv 22.0％、ⅣL 19.2％、Ⅲs 4.6％、ⅢL 1.5％、Ⅱ 0.2％、Ⅰ 0％であり、数字が高いほうが担癌率が高かった。

③ピットパターンとSM以深率も V$_N$ 93.3％、 Vi 51.7％、Ⅳv 3.3％、ⅣL 1.9％、Ⅲs 1.8％、ⅢL 0.1％、Ⅱ 0.1％ Ⅰ 0％であり、数字が高いほうがSM以深率が高かった。

④ⅢLとⅣLは担癌率1.5％、19.2％、SM以深率 0.14％、1.9％とⅣLのほうが両者とも高く、分枝の有無によってⅣLとⅢLを分ける意味はある。

⑤V$_N$はSM層の間質反応や中分化腺癌が表層に露出したものである。

⑥粘膜内癌が遺残している皮被りのSM深部浸潤癌は診断が難しいこともある。

⑦粘膜内癌が遺残しているSM深部浸潤癌でも、ピットの不明瞭化やSAのピオクタニン染色の低下でVi高度不整ピットを認めれば、診断できる可能性がある。

⑧Vi高度不整やV$_N$などの深部ピット出現率は、隆起型SM浅層癌28.0％、表面型SM浅層癌23.8％であるのに対し、隆起型深部癌79.0％、表面型深部癌94.1％であった。Vi高度不整やV$_N$はSM深部浸潤を反映しているが、隆起型ではやや検出能が低かった。

⑨過形成は星芒状、鋸歯状ピットで、ⅢLなどよりも細くて棘状のピットを認める。

⑩鋸歯状腺腫は松毬様、Ⅱ型ピットなどを認める。丈の低い絨毛状や鋸歯状、羊歯状ピットを認めることがある。

⑪V$_N$と鑑別が必要な病変に若年性ポリープがあるが、肉芽の中に特徴的なジャガイモの芽様ピットを認めるので、容易に診断できる。

⑫NBIは色、血管、ピットで診断する。ピオクタニンを越えるものではない。

⑬過形成のNBIでは腺管周囲に網状血管を認めないのが特徴である。

⑭ゴールデンスタンダードはピオクタニンであり、他の拡大像や肉眼所見と矛盾する場合には、ピオクタニンの所見を優先させたほうが正しいことが多い。

第Ⅲ章 参考文献

1) 工藤進英：早期大腸癌―平坦・陥凹型へのアプローチ．医学書院，1993．
2) 工藤進英：大腸 pit pattern 診断．医学書院，2005．
3) 味岡洋一，他：大腸腫瘍のミクロとマクロの対比における新しい知見　pit pattern のフラクタル解析と組織所見の対比．胃と腸 34：1599-1606, 1999．
4) 工藤進英，他：Ⅴ型 pit pattern 分類　箱根合意をめぐって．早期大腸癌 9：7-10, 2005．
5) 工藤進英，他：大腸腫瘍に対する拡大内視鏡観察と深達度診断―箱根シンポジウムにおけるⅤ型亜分類の合意．胃と腸 39：747-752, 2004．
6) 鶴田　修，他：【Ⅰs型大腸 sm 癌を考える】Ⅰs型 sm 癌の成り立ち―内視鏡の立場から　特に pit pattern による発育形態分類の有用性の検討を中心に．胃と腸 32：1451-1459, 1997．
7) 藤井隆広，他：Ⅴ型 pit pattern の診断とその臨床的意義―invasive pattern の診断基準．早期大腸癌 5：541-548, 2001．
8) 林　俊壱：病変表層の組織構築からみた sm massive 癌の診断―pit pattern と SA pattern を中心に．胃と腸 39：753-767, 2004．
9) 山野泰穂，他：大腸鋸歯状病変へのアプローチ―大腸鋸歯状病変の診断と臨床的取り扱い．日本消化器病学会雑誌 112：676-682, 2015．
10) Sano Y, et al：New diagnostic method based on color imaging using narrow band imaging(NBI)system for gastrointestinal tract. Gastrointest Endosc 53：AB125, 2001.
11) 田中信治，他：大腸腫瘍の診断・治療における Narrow Band Imaging（NBI）の役割．日本消化器病学会雑誌 50：1289-1297, 2008．
12) Hewett DG, et al：Validation of a simple classification system for endoscopic diagnosis of small colorectal polyps using narrow—band imaging. Gastroenterology 143：599-607, 2012.
13) 斎藤　豊，他：The Japan NBI Expert Team（JNET）大腸拡大 Narrow Band Imaging（NBI）分類の紹介．Gastroenterological Endoscopy 58：2314-2322, 2016.

Column　発生源入力の重要性

　1994年4月、秋田赤十字病院から帰任した私は、大腸のデータベースを構築することに努力を集中した。しかし、それでもそれなりの形にするまでに1年半以上の月日を要した。実際には1995年12月から、検査結果を直接入力するデータベースを稼働し始めた。
　私は、電子カルテの開発にも関わってきたので、データを発生源で入力することの重要性について痛感してきた。紙に書いたものを、誰かが後で入力するのではなく、検査が終わった直後に術者が直接データベースに入力するのである。
　今回、24年間の私個人のデータとして、肉眼型と組織型の18,918例の症例をまとめることができたのも、紙ベースではなく、データベースに発生源入力してきた成果である。
　データベースはファイルメーカーで開発し、ネットでも公開している。
　最近日本消化器内視鏡学会でもJEDプロジェクトによって、全国の腫瘍性病変の集積を始めようとしている。
　図は私の盲腸までの平均挿入時間である。2016年からサブ・スリー（3分以下）となり、2017年は2.77分であった。このような集計はデータベースにその都度入力することによって初めて可能になる。

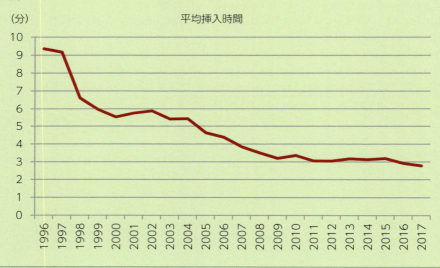

第Ⅳ章
マクロとミクロの実践的統一

第Ⅳ章 概要

本章では、「色→形→模様」の内視鏡診断の実際を解説する。
拡大観察の実際、実体顕微鏡撮影の実際も解説する。
その後、腫瘍診断、癌診断、深達度診断のポイントを解説する。
最後に陥凹の診断について形と模様から解説する。

1.「色→形→模様」が腫瘍診断の鉄則

　診断するあたっては、いきなり模様の診断に走ってはいけない。まずは、じっくり肉眼形態を観察する。「木を見て森を見ず」ではいけない。

　まず、色と形をしっかり見る。その後に拡大して模様を見る。そうしてまた、色と形を見る。私の師である工藤進英先生は「森を見て、木を見て、葉っぱを見て、もう一度森を見よ」と言っている[1]。しかも病変だけではなく背景粘膜との関係も観察する大局観が必要である。

2. 内視鏡の各段階で観るポイント

色

通常観察

　腫瘍の色は組織型や異型度の違いを反映している。

　赤味は血管の豊富さによる。血管の絶対量もしくは腺管密度による。

　過形成は血管に乏しく白っぽく半透明で透き通った印象がある。腺腫は弱赤色調である。癌になると中赤色が増えてくる。

　癌で赤味が増してくるのは腺管密度が上昇していることにもよる。一般に同じ病変の中で色の違いが見られる場合、赤みが強い部位ほど、血管の密度が高く、異型度が高いことが多い。

　逆に褪色した部位も血管が消失するような機序が存在していて、異型が高いことも多い。

　同一病変で発赤の強い部位もしくは褪色している部位は、他の部位よりも異型度が高い可能性がある。

　したがって、色の診断を最初にすることが大切である。

形
通常観察

病変の立ち上がりは腫瘍か非腫瘍か。

陥凹はあるか、陥凹の形はどうか、陥凹の辺縁性状は明瞭か、その形は。

病変の辺縁の性状は。

病変はスムーズなドーム状か、ゴツゴツしているか。

周辺粘膜の変化はあるか。例えばヒダ集中や硬化像など。以上を観察する。

インジゴカルミン撒布遠景像

インジゴカルミン撒布をすると、凹凸部の凹部にインジゴカルミンがたまり、病変の辺縁性状や凹凸、陥凹性状が強調される。

まずは遠景像で、病変の形、病変の範囲、辺縁の状態、病変の凹凸、陥凹性状を観察する。

模様
インジゴカルミン撒布拡大像

インジゴカルミン撒布では、インジゴカルミンがピットなどの溝に入るため、ピットが青色の線状模様として観察される。

ピットの形態を観察する。

NBI

血管の走行だけでなく、血管の間にある surface pattern（≒ピットパターン）の形を見る。

ピオクタニン撒布拡大

ピオクタニン染色では、ピットは白色に抜けて描出される。

ピオクタニン染色はピットの輪郭を最も正確に診断できる。

ピットの輪郭の明瞭さも深達度診断に有用な情報である。

ピットの隙間の間質（stromal area：SA）の染色状況も深達度に影響している。

ピオクタニン染色は大腸内視鏡診断のゴールデンスタンダードとされている。つまり、一番信頼度の高い検査と言われている。

3. 拡大観察の実際

拡大観察の方法

　ピントのあった写真を撮るためには、拡大を上げてからスコープを近づけるか、スコープを近づけてから拡大を上げるかの2通りがある。私は、後者で行っている。画面のブレを抑えるために、患者さんに呼吸を止めてもらうことも大事である。場合によっては病変の近くを鉗子で押さえて固定するのも有用である。

構造強調 Eh、色調 Ce の設定

	Eh	Ce
通常観察、インジゴ遠景、インジゴ拡大、ピオクタニン染色拡大	A8	0
NBI	A8	3

インジゴカルミン撒布拡大

　インジゴカルミン（5 mL）30 A＝150 mL をガスコン水 300 mL（水 2 L にガスコン 10 mL）で割る。20 mL 注射器に 10 mL と空気 10 mL 容れて鉗子口からフラッシュしている。

ピオクタニン染色

　0.1％ピオクタニンブルーを生食で2倍希釈して0.05％として、20 mL の注射器に容れて撒布チューブで撒布している。最近では簡略化のため、インジゴカルミンと同様に、鉗子口からゆっくりとフラッシュしている。染色する際には撒布の1分過ぎ頃から染色良好となるため、撒布と同時にタイマーを開始している。

> **Column　A8 モード**
>
> 　内視鏡のデフォルトの画面をどの強調モードにするかは、画像の質や診断の向上に直結する。
> 　私はオリンパス社の CF-H260AZI をルーチンに使用しており、NBI は A8 モードにしている。しかし、通常内視鏡の質感としては A4 が私は好きなのでそうしていた。
> 　しかし、拡大したときには A8 のほうが模様がくっきり見える。私は、いちいち、A4 と A8 を切り換えていたが、学会で、秋田赤十字病院の山野泰穂先生が A8 にしていると聞き、それ以後、通常観察も含め、A8 をデフォルトにしている。
> 　A8 だと通常内視鏡像がギラギラしてなんだかいやだなと思っていたが、慣れとは恐ろしいもので、今では、なんとも思わなくなってしまった。機器の設定はなるべくシンプルにするに限る。

4. 実体顕微鏡撮影の手順

①透明プラスチックシートを5×5 cm程度のサイズに切っておく。シートはプラモデルのタミヤから出ている「楽しい工作シリーズ No. 126 透明プラバン 0.2 mm B4 5枚（70126）」が最適である。
②ホルマリン容器から標本を取り出し、簡単に水洗いする。
③ゴム板にピンで固定されたままの状態で、ピンク針付の注射器に水を吸い取り、シンク内で、標本表面に水を吹き付けて、表面の粘液をとる。
④十分粘液が取れたら、再度水洗いをする。
⑤その後ピンをはずす。ピンは標本を損傷しないようにピンの軸に沿って慎重に引き抜く。
⑥内視鏡画像を見て、その左右が一致するような向きを標本で確認しておく。
⑦プラスチックシート上に瞬間接着剤（セメダインを推奨）を病変よりやや小さめに塗布する。
⑧標本をピンセットでつまみ上げ、内視鏡画像と左右を合わせ、プラスチックシート上にはりつける。
⑨照明のスイッチを入れ、光が均等に当たるようにアームを調整する。
⑩黒のゴム板をケース底に入れ、水を張る。
⑪水深下で通常像を撮影する。
⑫0.1％クレシールバイオレットを四角の容器に入れる。
⑬シートを持ちながら染色程度を目視しながらシャカシャカと揺らして染色する。別の四角の容器に標本を入れて、上から染色液を何度かかけてもよい。染色できたら水洗いする。
⑭水深下で染色像を撮影する。
⑮水から出して2〜5 mm間隔で。割を入れる。
⑯水深下で割の入った染色像を撮影する。

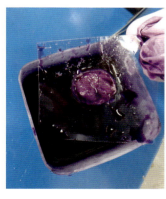 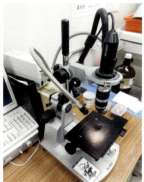

Column　キーエンスの実体顕微鏡のすばらしさ

　実体顕微鏡はキーエンスが一番よい。双眼ではないので立体視はできないがそれ以外は申し分ない。4 cm以上の大きな病変もきちんと視野に収まる。しかも、標本を置いてある台が大きいので向きを変えやすい。きれいな写真が撮れる。もともと工業用なので余分な物がついていない。お勧めである。

5. 目標とする完全写真

　内視鏡写真を撮影する上で、まず、完全な写真がどういうものかがわかっていないときれいな写真は撮れない。その上で、診断につながる所見を撮影する。

　私の考える完全写真とは、

> ①残渣がない
> ②レンズに水滴がない
> ③ピントが合っている
> ④被写体のブレがない
> ⑤ハレーションがない

を満たす写真である。

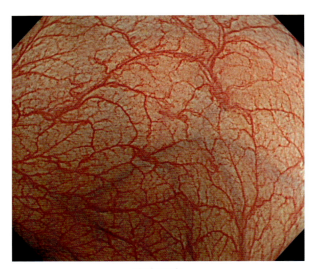

完全写真

　完全写真はなかなか撮影できないが、このような写真を目指すと、きれいな写真を撮る心構えができる。

　この中で特に重要なのは②のレンズに水滴がない、である。

　特に、レンズ表面に水滴がついていると写真がぼやけてしまう。レンズ表面の水滴がなくなるまで、送気、送水、吸引を繰り返す。

6. 画像は作るものである

　内視鏡画像は作るものである。撮影に適した状況を作った上で、撮影する必要がある。
　まず、しっかり洗い、周辺から残渣などのゴミをなくす。
　インジゴカルミンは、余分にムラがないように撒布し、撒きすぎてたまった液は吸引し、均質な真っ青な背景粘膜の中に、病変だけが浮かび上がるようにする。
　立ち上がり、周辺粘膜、陥凹所見、陥凹内の表面構造などの所見をしっかり撮る。
　診断につながる所見が明瞭な写真が良い写真である。
　内視鏡写真の目的は、言うまでもなく診断に寄与することである。したがって所見を意識した「思想のある」写真を撮影しなくてはならない。
　腫瘍診断、癌診断、深達度診断に関連する所見が分かるような所見を撮影する必要がある。

Column　きれいな写真のための ABC

　きれいな写真を撮るために大事な「ABC」がある。
　きれいになるまで洗う。きれいになるまで腸液を吸引する。ムラがなくなるまでインジゴカルミンを撒布する。などである。
　写真を撮れるような状態になるまできちんとなすべきことをなす。
　すなわち、「経営コンサルタントの小宮一慶氏の著書にあるように「あ（A）たりまえのことを、バ（B）カになって、ち（C）ゃんとやる」ことである。

7. 存在診断

　まず、腫瘍は発見しなければ始まらない。したがって、確実な存在診断を目指す必要がある。
　前述のように、腺腫発見率（adenoma detection rate：ADR）が20％以上の医師がフォローすると、10％以下の医師がフォローするより大腸癌の発生危険度が10分の1以下になる。
　ちなみに2015年の私のADRは40.9％であった。
　以下にADRを高めるための9箇条をまとめた。

ADRを高めるための9箇条
①良好な前処置
　残渣のない、泡のない前処置が腺腫発見率（ADR）を上げる。また挿入を容易で安全なものにし、観察に余力を残せる。
　泡のない前処置のために、ニフレックに20 ml程度のガスコンを混入させておくとよい。
　ニフレックは、速く飲ませるほど前処置は良好となる。狭窄症状のない患者には2Lを1時間ほどで飲ませてもよい。また、観便は患者任せにせず、必ずスタッフが行い、きれいになるまでOKを出さないことが大事である。

②十分な送気、十分な腸液の吸引
　軸保持短縮法では送気を最小限にするが、観察時には送気を十分にして、死角を減らすようにする。腸液が貯留しているところは病変が水没するので、こまめに腸液を吸引する必要がある。

③死角の認識
　死角になりやすい場所がある。バウヒン弁の裏、上行結腸のヒダ裏、下部直腸入ってすぐの裏側（後壁）などは病変を見逃しやすいので注意する。

④抜去時に死角になったと思ったら戻って裏を見て「合わせ技一本」
　抜去時にスコープがスルスルッと抜けてしまうときがある。そのときには、もう一度戻って、見えなかった側の管腔を見直して、「合わせ技一本」とする。こまめに戻ることが大切である。

⑤空気の出し入れをして裏側を見る

　送気をパンパンにするとかえってどこかに死角ができる場合もある。時には脱気したほうが、大腸壁がこちらに寄ってきて、死角が減ることがある。

⑥体位変換で屈曲部を伸展させる

　体位変換をして、強い屈曲部を伸展させると死角が減る。私は仰臥位で抜去してきても、RSでは左側臥位にして屈曲部を伸展させるようにしている。

⑦S状結腸を伸ばして観察する

　軸保持短縮法では脱気を最小限にする。しかしそのまま抜去・抜去観察してはS状結腸で特に病変を見落とす。私の研究では観察しながら直腸まで抜去した後、もう一度プッシュしてS状結腸を伸展させて観察したところ、発見病変が3割増しになった。大きな病変もS状結腸の屈曲部には隠れることがあるので注意を要する。

⑧点ではなく面の意識を持つ。ポリープではなく胃のⅡcを見つけるつもりで

　ポリープを見つける意識は、大腸粘膜の「点」を見つける意識である。それでは表面型病変は見つけることはできない。胃のⅡcを見つけるときには、胃壁を舐め回すように観察する。同じ様な「面」としてまんべんなく大腸壁を観察する意識を持つ。

⑨血管透見の消失や淡い発赤を見落とさない

　表面型腫瘍は血管透見の消失や淡い発赤としてしか認識できないことが多いので注意する。

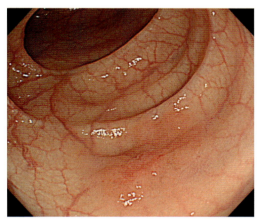
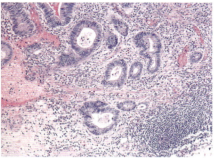

SM 1,000 μm 以深に浸潤

8. 腫瘍診断

腫瘍か非腫瘍かの診断で一番問題になるのは、ⅡaとかⅠs病変が過形成か管状腺腫かである。

色、形

過形成は透明感、光沢がある白色調であることが多い。しかし発赤のある過形成もあるので拡大観察が必要である。

インジゴカルミン撒布にて、遠景像で、過形成は辺縁がギザギザしていることが多い。

SSA/Pは白色、平坦で境界がわかりにくく、血管透見の消失のみが存在診断の手がかりのことも多く、ぼんやりとしか認識できないことがある。粘液が多く、洗浄してもなかなかとれない（洗浄し過ぎないほうがよいとも言われている）。

管状腺腫は弱赤色であることが多い。表面の光沢は目立たない。辺縁は過形成ほどギザギザしてはいない。

模様

NBIでは、ピット周辺の網状血管を観察する。あれば管状腺腫、なければ過形成である。

インジゴ撒布拡大では、過形成は鋸歯状、星芒状のⅡ型ピットを認める。Ⅱ型ピットはⅢLよりも細いのが特徴である。

管状腺腫では通常のⅢLピットを認める。

過形成と管状腺腫は、通常像では鑑別できないことが多いので、必ず、拡大観察する必要がある。

なお、隆起性病変があっても表面がⅠ型ピットであれば、少なくとも上皮性腫瘍ではない。

9. 癌診断

ここでは、腺腫と粘膜内癌との鑑別を論じる。

色

癌化すると色は中赤色になったり、または逆に褪色することがある。

形

平坦な病変で表面が平滑な病変は癌であることがある。

私のデータでは担癌率は、Ⅱa＋Ⅱc 78.5％、LST-NG 32.6％、Ⅱc＋Ⅱa 30.0％、LST-G 28.5％の順に高かった。このような病変を見たら、癌を疑う。

癌化すると直線的な様相が出現する。ポリープであれば、ドーム状構造が消失する。隆起の頂部に平滑で平坦な領域が出現したら同部は癌の可能性がある。

腫瘍の異型度が上昇すると、病変の表面に陥凹が出現することがある。陥凹には盆状のなだらかな陥凹と、段差を伴う陥凹がある。段差のある陥凹は同部で癌化していることがある。陥凹は常に癌を疑う。

腫瘍の立ち上がりの高さを観察する。周辺粘膜より高いものは polypoid growth（PG）、同等または低い場合は non polypoid growth（NPG）である。NPG は PG よりも悪性度が高い。

早期癌の周辺には白斑が見られることがある[2]。井上らは大腸上皮性腫瘍 1645 病変の検討で、腺腫では 3.3％であるのに対し、腺腫内癌 16.7％、M 癌 36.4％、SM 癌 30.8％、進行癌 13.8％に白斑が見られたと報告している[3]。

模様

工藤の提唱したアモルファスサインと構造異型を踏まえ、以下のピット所見をチェックする。

大小不同
配列の乱れ
密度の上昇

10. 深達度診断

　まず病変の色と形を見る。その後、病変の周囲の状況を見る。色は腫瘍の組織型、深達度を反映していることがある。周辺状況は粘膜下浸潤を反映していることがある。

色

　SM浸潤すると中〜強赤色を呈したり、逆に褪色したりする。

形

　平坦・陥凹型の病変はSM癌の率が高い。私のデータではSM以深率はⅡa＋Ⅱc 67.3％、Ⅱc＋Ⅱa 20.0％、LST-NG 12.4％の順に高かった。
　隆起病変でも陥凹を有する病変はSM癌のことがある。
　LST-Gは顆粒均一型で担癌率　13.2％、SM以深率2.8％と低値であるのに対し、結節混在型では担癌率70.0％、SM10.0％と高値である。LST-Gでは結節混在型は悪性度が高いので注意する。
　陥凹を伴うLST-Gは担癌率、SM以深率ともに100％であり要注意である。
　LST-NGは同時多発的にSM浅層浸潤していることが多い。平滑であればあるほど危険である。
　Ⅱa＋Ⅱcは周辺隆起が正常粘膜の場合にはSM深部浸潤癌である可能性が高いが、周辺隆起が腫瘍性の場合もあり、その場合は深達度を一段低く見積もる。
　隆起型SM癌に特徴的な肉眼所見は緊満感、分葉溝消失、ゴツゴツ感、八つ頭状である。
　表面型SM深部癌に特徴的な肉眼所見は厚み、周辺粘膜挙上、ヒダ集中、周辺粘膜硬化である。
　隆起型、表面型SM癌に共通する肉眼所見は陥凹、平坦、直線化、内視鏡的硬さである。このような所見を認めたら、SM深部浸潤を強く疑う。
　周辺状況には病変の深達度に関する情報がつまっている。癌が粘膜下層に浸潤しSM癌になるとその部位が硬くなり、周辺のヒダが同部に集中する。ただし、粘膜下層に強い線維化があってもヒダ集中を認める場合があるので注意する。

模様

　ピットパターン診断をする。数字が高いほど、SM癌率が高くなる。具体的には、VN 93.3%、Vi 51.7%、IVv 3.3%、IVL 1.9%、IIIs 1.8%、IIIL 0.1%、II 0.1%、I 0%であった。

　陥凹部や平坦部のピットを観察し、Vi高度不整、VNの場合には、SM深部浸潤の可能性が高い。NBIとインジゴ撒布拡大で不明なときは、ピオクタニン観察を追加する。

　周囲に隆起を伴う陥凹型腫瘍では（IIa+IIc、Is+IIcなど）その立ち上がりも観察する。立ち上がりが腫瘍の場合には、隆起由来の腫瘍の可能性が高く、深達度は浅めである。立ち上がりが正常粘膜の場合、癌が粘膜下層に深部浸潤して正常粘膜が隆起した可能性があり、正常粘膜の隆起の高さ・厚みが、浸潤した癌の厚みである可能性がある。ただし、陥凹周囲の正常粘膜の隆起には陥凹型腫瘍による反応性の隆起の場合もあり、厚みがない場合には粘膜内病変による場合もあるので注意する。

　若年性ポリープでは無構造ピットを認めるが、ジャガイモの芽のような特徴的なピットを認めるので、SM深部浸潤癌と容易に鑑別できる。

　拡大観察には限界がある。隆起型などでは、内部に癌があり粘膜下浸潤していても、それが表面に出ない限りは診断できない。むしろ緊満感のように粘膜下浸潤が肉眼形態に出て診断できる場合もあり、肉眼形態が拡大観察にひけをとらない場合もある。

　ただし、肉眼診断とピット診断で迷った場合には、ピット診断、特にピオクタニン染色の方を採用したほうが、癌診断、深達度診断では正診のことが多い。

　次頁に、肉眼型ではSM深部浸潤を疑い、外科的切除したものの、粘膜内癌だった症例を提示する。

Column　「内視」ということ

　内視鏡の「内視」とはどういうことか。
　私は単に体の「内部」の観察だから、「内視」なのではないと思う。「見えている外側から見えない内側を見抜く」というのが内視の本質だろう。その腫瘍がどこから来て、どこへ行こうとしているのか、そういった発育進展に思いを馳せることもある。そのときには腫瘍の「歴史」と「未来」を見ている。「現象形態から本質を見抜く」と置き換えてもよい。
　そう考えると内視鏡医というのは本質を見抜く人ということになる。

症例：肉眼型では SM massive も疑われた Ⅰs＋Ⅱc 型 M 癌の 1 例

盆状陥凹を伴う褪色調の平坦〜隆起病変でで、緊満感があり、複数のヒダ集中もあり、肉眼的には SM 深部浸潤を疑った。しかしピットは不整だが、輪郭は明瞭で、染色性の低下もなく、外科切除したが粘膜内癌だった。肉眼像と拡大像が乖離するときは、拡大像のほうが正しいことが多い。

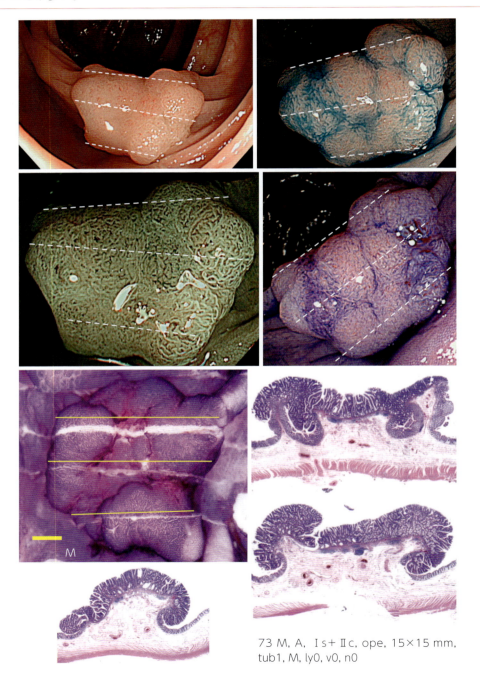

73 M, A, Ⅰs＋Ⅱc, ope, 15×15 mm, tub1, M, ly0, v0, n0

Column　AIと内視鏡診断

　最近のAI（人工知能）の発展は目覚ましい。AIソフトの申し子と言っていいのが藤井聡太棋士である。もともと詰将棋で鍛えた将棋脳をAIソフトでさらに鍛えて、序盤・中盤の弱点を克服してしまった。指す手が、定石にとらわれずAIっぽいというのは、最近ではむしろ褒め言葉になっている。

　内視鏡の診断を人間が行う場合、着眼点となる所見が必要である。AIの分野ではそれを「特徴量」と言う。本書で扱う肉眼形態やピットパターンの分類もそうした「特徴量」をもとに進められる。

　機械に診断させるために、そうした「特徴量」をどう抽出するかということが問題であるが、それは従来は人間が行わなくてはならなかった。

　こうした特徴量設計の困難を解決するとされているのが、ディープ・ラーニングである。

　ディープ・ラーニングでは、ニューラルネットワークを多階層化してデータを処理することによって、コンピュータが自動的に特徴量を抽出できるようになる。データそのものを教師として学習し、データに内在する特徴量を抽出する。

　膨大なデータを繰り返し学習することで、そのデータの中にあるパターンや経験則を特徴量として認識し、新たな未知のデータに対して、自律的に認識したパターンや経験則を当てはめて答えを導き出す。

　そうするとAIは我々が思いもつかなかった所見に基づき、正しい診断に迫っていくということが可能になるだろう。我々が診断に必要としている平坦かどうかとか陥凹の有無とかピットの構造とかの視点を必要としないかもしれないのだ。しかもやつらは、人間が寝ている間でも24時間365日症例検討会を内部で行なうことも可能なのだ。

　最近の将棋の動画やテレビ番組ではAIの評価値を表示するようになっており、どちらが優勢かひと目で分かってしまう。

　内視鏡診断でもAIの研究が始まっている。そう遠くない将来、人間による内視鏡診断はAIに追い抜かれるだろう。早期胃癌研究会のような人間の研究会でも、司会者が「さて、ここでAI診断を見てみましょう。おおっと、AIは意外と思われたA先生の読影と同じ結果を出しています。」など言うかもしれない。そうするとB先生が「私も実はその可能性もあるかもしれないと思っていました。」と意見を翻したりして。

　ただ、きれいな内視鏡像を撮影するとかは、まだ人間が行ったほうが効率がよいだろう。

　この本は一応、AIから見れば旧時代の遺物である定石をまとめた本である。つまり、人間用に作った本である。しかし、AIが進むと、本書の価値はなくなるかもしれない。

　でも、人間が、人間として考えた定石には、意味とか風情があると思う。

　主婦が軽自動車に乗ればボルトより速く走れるからと言っても、生身のボルトが人類最速で走ることの価値がなくなるわけではない。

　診断学は生身の人間の営みでありアートである。未来の私達は「人間でもここまでわかるんだ！」と感嘆し、それを文化としてノスタルジックに味わえばよいのではないだろうか。

第Ⅳ章　マクロとミクロの実践的統一

11. 陥凹の評価

　陥凹についての判断は、腫瘍診断、癌診断、深達度診断で重要である。以下に陥凹の各種について解説する。

①Ⅱa＋dep

　中央部にわずかな相対的陥凹を認める。陥凹辺縁は棘状である。陥凹は相対的で段差ははっきりしない。

　Ⅰ型様ピットをⅢLが取り囲むように見えるときもある（ⅢL＋Ⅰ型）。この場合、インジゴカルミン撒布では、ピットは亀の甲状に見える。

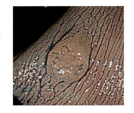

②Ⅱc

　中央部に局面のある陥凹を認める。陥凹辺縁は星芒状である。周辺粘膜は正常粘膜である。陥凹は局面があり、段差はある。ピットはⅢsピットである。

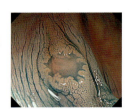

③Ⅱa＋Ⅱc（粘膜内癌タイプ）

　周辺に隆起を伴う陥凹である。周辺が正常粘膜ならⅡc、腫瘍粘膜ならⅡa＋Ⅱcとなる。この場合のⅡa＋Ⅱcは、陥凹部の異型度の上昇によるものである。陥凹内ピットは様々である。

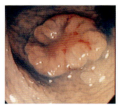

④Ⅱa＋Ⅱc（SM癌タイプ）

　周辺に隆起を伴う陥凹である。中央部に局面のある明瞭の段差を伴った面状の陥凹を認める。陥凹は明瞭な局面があり、明瞭な段差がある。ピットはⅤi高度不整〜ⅤNである

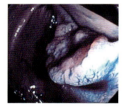

①Ⅱa＋dep、②Ⅱc、④Ⅱa＋Ⅱc（SM深部癌）のマクロ像、ミクロ像のまとめを以下に提示する[4]。

Ⅱa＋dep、Ⅱc、Ⅱa＋Ⅱc（SM深部癌）のマクロ像、ミクロ像

		Ⅱa＋dep	大腸Ⅱc	大腸Ⅱa＋Ⅱc
マクロ通常像	正面像	中央部：イクラ状 辺縁：棘状 段差：不明瞭 部分的	中央部：局面をもつ陥凹 辺縁：星芒状 段差：明瞭 全周性	中央部：局面をもつ陥凹 辺縁：面状 段差：明瞭 全周性
	側面像	なだらかなスロープまたは溝	段差／局面	段差／陥凹内隆起
ミクロ拡大像		辺縁：ⅢL＋Ⅰ型 中央：ⅢL＋Ⅰ型 混合	辺縁：Ⅰ型 中央：ⅢS型 混合	辺縁：Ⅰ型（周辺隆起） 中央：Ⅴ型〔or ⅢLA（＋）〕 分離

（文献4より引用）

Column　陥凹は決定論的なものか

　陥凹型由来の腫瘍、隆起型由来の腫瘍という表現がある。しかし、そもそも陥凹型というのは小さい段階から陥凹型と規定されているのであろうか。つまり、陥凹型は生まれながらに陥凹型であり、陥凹型のまま一生を送るのか。

　不良少年が、不良な大人になって犯罪者になるまで、紆余曲折があるだろう。養育環境や出会う人たちにもよって更正することもある。犯罪者は生まれながらに犯罪者ではない。

　陥凹する部分は、あるとき何らかの原因で遺伝子異常が起こり、その形になった。初期値のわずかな変化が大きな結果に変わるというのがカオス理論である。地球の反対で蝶が羽ばたくと台風になるという例もある。何が起こるかはカオスである。初期値にすべてが規定されているとは考えられない。

　そう考えると同じ病変内に腺腫があったり癌があったり、粘膜内癌があったり、SM浸潤癌があったり。そういったheterogenityは何も特別なことではない。

　隆起したり、癌化して陥凹したり、浸潤するのは、「腫瘍の勝手」と言えなくはないだろうか。

12. 全割による細胞構築　mapping

腫瘍の取りっぱなしでなく答え合わせが大切

　腫瘍の診断能力を上げるためには、切除標本をホルマリン固定した後、実体顕微鏡を撮影し、適切な位置に割を入れ、その病理像を見て、内視鏡診断、実体顕微鏡、病理像を対比することである。徹底的な対比が診断能力を上げる。病変をとりっぱなしにせず、内視鏡のどの部位がどういう組織像だったのかを確認する。そのことによって、内視鏡像を見ることによって病理像が思い浮かぶようになる。

内視鏡像と実体顕微鏡の割の左右を合わせる

　対比に役立つ実体顕微鏡のためには、割（カツ）は内視鏡像と左右を合わせるようにするべきである。実体顕微鏡の左右は、内視鏡像と合わせる必要がある。実体顕微鏡の左右が内視鏡像と一致していると、病理像も内視鏡像と一致し、内視鏡像と病理像の対比の際に、左右が一致することがある。逆だと頭の中で病理を逆転させなければならないので大変である。

割の入った実体顕微鏡像を撮影する。

　これは基本であるが、割の入った実体顕微鏡像を撮影することが大事である。割の入っていない実体顕微鏡像はきれいではあるが、内視鏡と病理の対比という点では全く役に立たない。

Column　通常観察が必要な理由

　2018年2月にオリンパス株式会社から最大520倍の光学拡大機能が付くことでリアルタイムに細胞レベルまで観察ができる超拡大内視鏡「Endocyto」が発売された。このようにデバイスの拡大機能が発達すると通常観察は不要になるのだろうか。私はそうは思わない。拡大観察を実際にしてみれば分かるが、大きな病変になればなるほど、拡大して得られる情報は莫大なものになる。我々はAIではないので、増えすぎた情報には対応できない。そこで、どこを重点的に拡大するのかの判断が必要になる。病変の全体像をつかみ、どこを重点的に拡大観察するかを絞り込むためにも、通常観察は必須である。

症例：軽度の膨隆部の粘膜下に炎症と SM 深部浸潤を認めた LST-NG の 1 例

平坦で平滑な LST-NG 症例。辺縁に偽足所見を伴う。中央部に僅かな膨隆部があり、拡大観察では全体的に Vi 軽度不整程度であった。ESD を施行したところ、中央の膨隆部に一致して、SM 深部浸潤と高度の炎症を認めた。実体顕微鏡で全割像を撮影し、それを介して、病理と内視鏡像を対比すると、内視鏡像のどの部分で SM 深部浸潤したかが明確に分かる。

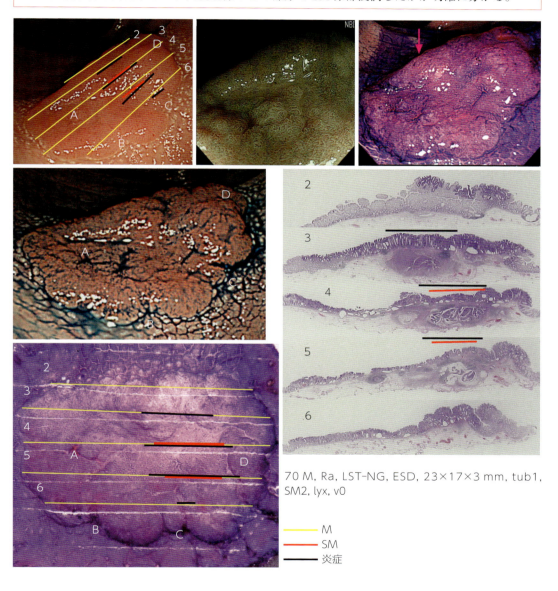

70 M, Ra, LST-NG, ESD, 23×17×3 mm, tub1, SM2, ly×, v0

――― M
――― SM
――― 炎症

13. 色→形→模様の診断学まとめ

以下に、過形成、腺腫、粘膜内癌、粘膜下層深部浸潤癌などの色、形、模様についてまとめた。

色→形→模様の診断学まとめ

病理	色		形	模様	治療
過形成		白色透明	平滑 ギザギザの辺縁	鋸歯状 星芒状	原則なし
腺腫		弱赤色	ドーム状の平坦隆起	類円形 管状ピット	内視鏡的切除
粘膜内癌 ～SM浅層癌		中赤色	平坦化 浅い陥凹 ドーム状構造の消失	密で 不整で 大小不同のピット	
SM深部癌		強赤色	明瞭な陥凹 周辺粘膜の挙上 直線化 緊満感 ゴツゴツ感	ピットの輪郭不明瞭 ピット間の染色不良 無構造	外科的切除

第Ⅳ章のまとめ

①腺腫発見率を上げるには、良好な前処置、十分な送気、十分な腸液の吸引、死角の認識、抜去時に死角になったと思ったら戻って裏を見て「合わせ技一本」、空気の出し入れをして裏側を見る、体位変換で屈曲部を伸展させる、S状結腸を伸ばして観察する、点ではなく面の意識を持つ、血管透見の消失や淡い発赤を見落とさない、などが大事である。

②内視鏡観察では、色、形、模様の順に見ていく。

③きれいな写真、腫瘍診断、癌診断、深達度診断につながる写真を撮るために手間を惜しんではならない。

④腫瘍診断では拡大観察が必須である。

⑤癌診断では、肉眼所見としては平坦化、平滑化、陥凹の出現を、ピットパターンとしては密在、性、大小不同、配列の乱れがをチェックする。

⑥深達度診断では、肉眼所見としては直線化、面状陥凹の出現、病変の厚み、硬さ、緊満感の出現などを、拡大所見としてはⅤi高度不整、ⅤNピットをチェックする。

⑦陥凹形態ではⅡa＋dep、Ⅱc、Ⅱa＋Ⅱc（粘膜内型）、Ⅱa＋Ⅱc（SM深部浸潤型）について理解し、マクロとミクロを合わせて診断する。

⑧陥凹病変の周辺隆起は、必ず、腫瘍の有無、腫瘍の高さをチェックする。

⑨肉眼診断と拡大診断で迷ったら、拡大診断、特にピオクタニン診断を採用する。

⑩診断能力の向上のためには、切除標本の全割後の実体顕微鏡撮影を行い、それを介して、内視鏡像と病理像を対比し、組織構築するのが望ましい。

参考文献

1) 工藤進英：大腸 pit pattern 診断．医学書院，2005
2) 武藤徹一郎，他：大腸ポリープ周辺粘膜に認められる白斑の臨床病理学的研究―特に早期癌との関連性について．Gatroenterological Endoscopy 23：241-247，1981．
3) 井上秀幸，他：白斑と大腸腫瘍．消化管の臨床 5：29-33，1999．
4) 高木 篤，他：拡大内視鏡から見たⅡc―大腸Ⅱcの陥凹性状とピットパターン．早期大腸癌 2：67-74，1998．

Column 工藤先生の画像へのこだわり

　私は1993年4月より秋田赤十字病院で大腸内視鏡の研修をさせていただいた。
　工藤先生のきれいな写真を撮影する熱意にはハートをつかまれた。病変がきれいになるまで何度も水で洗浄し，色素撒布もムラなくきれいにかける。余分な色素はきれいに吸って病変だけが浮き上がるようにする。日本庭園の砂紋の中に岩がぽつんと置かれているかのように病変が撮影されていた。
　私は，工藤先生に質問した。「何故，余ったインジゴカルミンを吸うんですか」工藤先生は言われた。「余分な物がないほうが病変が際立ち，診断しやすいだろう」
　工藤先生は新潟大学の病理学の渡辺英伸教授から常々，「思想のある写真を撮れ」と言われていたという。
　私は漫然と撮影していた自分を恥じた。写真は，自分の診断に対する想いを伝えるものである。診断の手がかりとなる所見を読む人に正確に伝えるものである。
　秋田時代のある日，何かの飲み会があって工藤先生が来られないときがあった。遅れてきた工藤先生にワケを尋ねると，重要な症例の実体顕微鏡写真を撮影していたとのことだった。
　私は，診断学に情熱をかけることの真摯さに只々，打ちのめされた。

第V章
症例集─「対比」の診断学

第V章 概要

　本章では症例提示をする。
　通常観察像、インジゴカルミン撒布遠景像、同拡大像、NBI拡大像、ピオクタニン像、実体顕微鏡像、病理像などを提示する。
　マクロからミクロの内視鏡像、実体顕微鏡、病理の対比を行う。

症例：特異な拡大内視鏡像を呈したⅠs型大腸SM深部浸潤癌の1例

緊満感、硬さ、ゴツゴツ感を有する褪色調のⅠs型病変である。NBIで特に明瞭であるが、表面に白いつぶつぶが付着しているのが印象的である。この模様はSM深部浸潤癌であると覚えておくとよい。

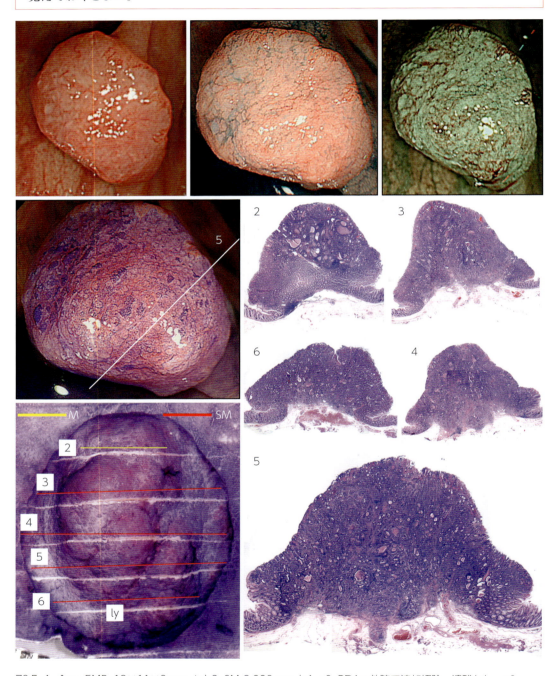

70 F, A, Ⅰsp, EMR, 12×11×8 mm, tub2, SM 3,000 μm, ly1, v0, BD1⇒他院で追加切除、遺残なし、n0

症例：Ⅱa＋Ⅱc型直腸 SM massive 癌の1例

直腸のSM深部浸潤例である。Ⅱa＋Ⅱcで、頂部に陥凹を有する。病変には厚みがある。周辺粘膜の立ち上がりには正常粘膜を伴っている。ピオクタニン染色ではⅤi高度不整からⅤN無構造ピットである。

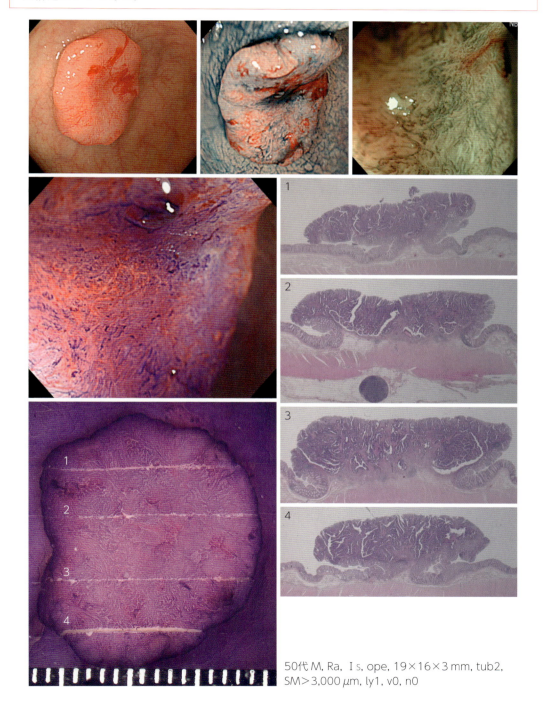

50代 M, Ra, Ⅰs, ope, 19×16×3 mm, tub2, SM＞3,000 μm, ly1, v0, n0

症例：深達度診断に苦慮した静脈侵襲陽性のⅡa型直腸SM深部浸潤癌の1例

直腸のⅡa様病変である。中央部に相対陥凹があるように見える。同部に一致して複数箇所SM深部浸潤していた。出血のためピオクタニン染色はできなかったが、NBIではピットは保たれていた。インジゴカルミン拡大では一部粘膜の脱落様に見える部位があった。明らかな陥凹や陥凹内隆起は認めなかった。

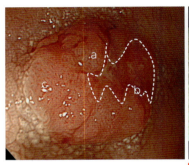
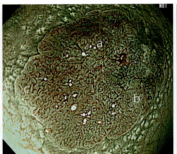
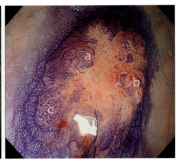

66 M, Ra, Ⅱa+Ⅱc, EMR, 12×11×1.5 mm, tub1, SM 2,000 μm, ly0, v1

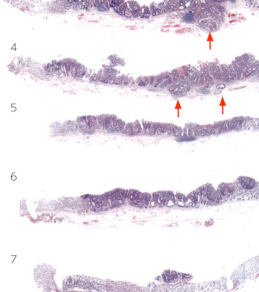

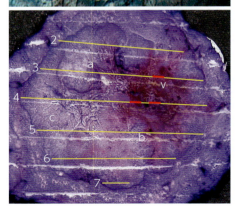

― M
― SM

症例：反転にて陥凹を認めた Ra の LST 型 SM massive 癌の 1 例

直腸の平坦隆起病変である。中央に盆状陥凹と小隆起を認める。反転すると口側に明瞭な陥凹があり、SM 深部浸潤を疑う所見である。反転したピオクタニン像が手術標本とほぼ向きが一致している。陥凹部で SM 深部浸潤であり、肛門側は粘膜内癌部が遺残していた。

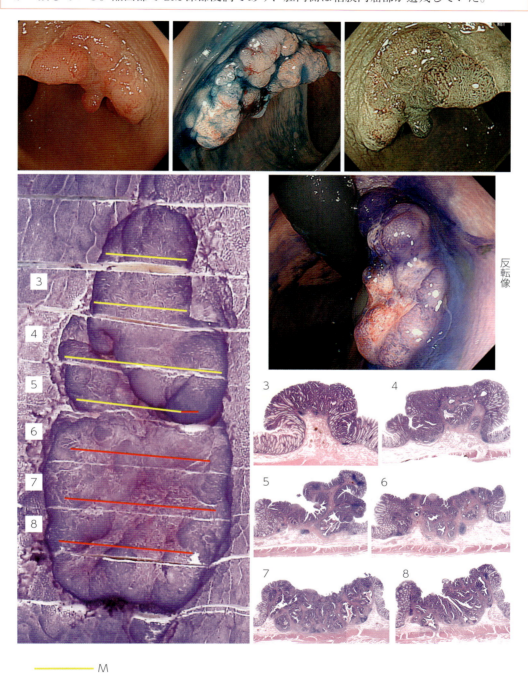

反転像

――― M
――― SM

61 M, Ra, LST-G, ope, 23×12 mm, tub1=tub2, SM 3,000 μm, ly0, v0

症例：バウヒン弁に連続して発生した盲腸 Ⅰs 型 SM massive 癌の 1 例

バウヒン弁から連続する Ⅰs 病変である。乳白色腸で拡大すると絨毛構造を主体とする病変であった。バウヒン弁寄りに陥凹を認め、同部で SM 深部浸潤していた。回盲弁と連続し、表面構造も似ていることから、回腸が発生源とも考えられた。

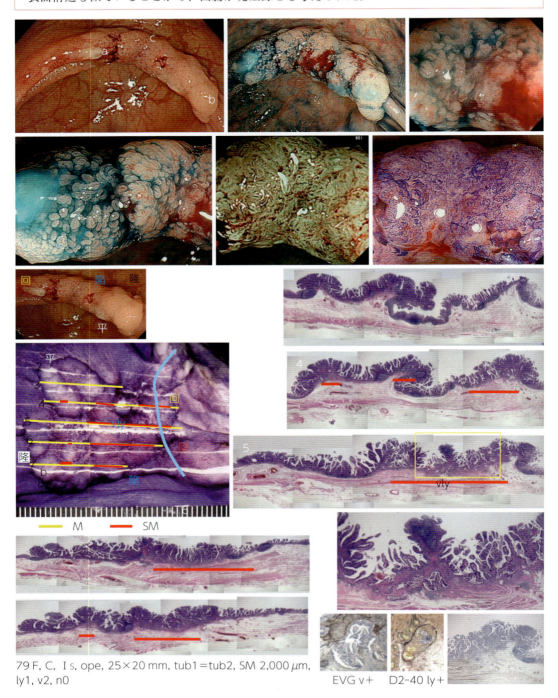

79 F, C, Ⅰs, ope, 25×20 mm, tub1=tub2, SM 2,000 μm, ly1, v2, n0

EVG v+   D2-40 ly+

症例：深達度診断に苦慮した Ra の SM 深部浸潤癌の 1 例

中央に相対陥凹を伴う Ra の LST-NG。拡大観察では辺縁ではⅢLからⅣLだったが、陥凹部ではⅤi高度不整の部位もあった。SM も疑ったが、病変の厚みも感じられなかったため、ESD を施行したところ SM 1,500 μm の浸潤を認めた。反転した内視鏡像と病変の切り出しは左右が逆になっている。厚みという肉眼所見よりも、ピット診断が正しかった。

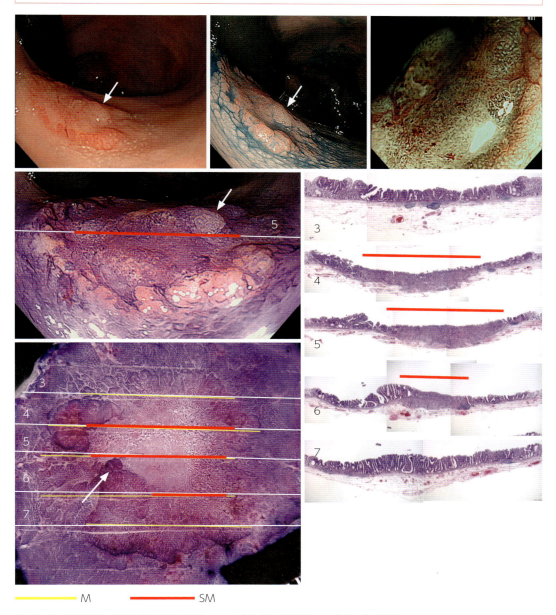

━━━ M　　━━━ SM

81 M, Ra, LST-NG, ESD, 20×17×2.5 mm, tub1, SM 1,500 μm, ly0, v0, BD1

症例：大腸Ⅱcの1例

5mmのきれいなⅡc症例である。淡い発赤として認識され、インジゴカルミン撒布にて星芒状の明瞭な陥凹を認める。周辺に反応性隆起を伴う。ピットは規則正しいⅢsであった。病理は低異型度管状腺腫であったが、概ね全層性発育をしていた。

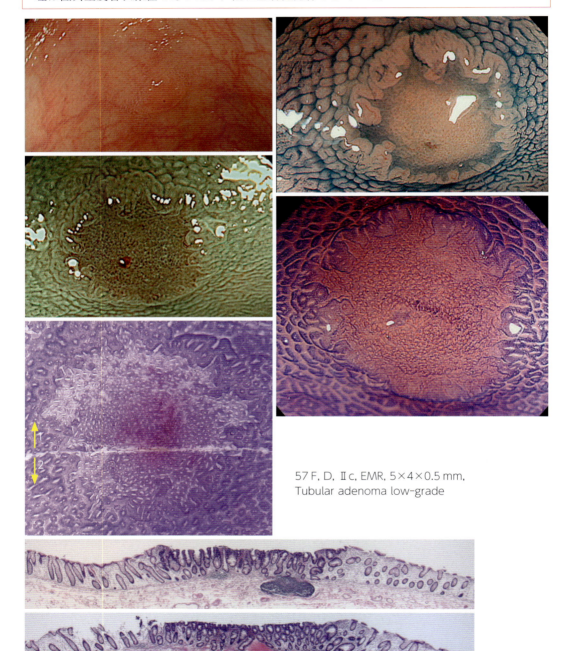

57 F, D, Ⅱc, EMR, 5×4×0.5 mm,
Tubular adenoma low-grade

症例：深達度診断が困難だった直腸 Is 型粘膜内癌の 1 例

Rb の Is 型病変である。緊満感、分葉溝の消失、ゴツゴツ感があり、SM 深部浸潤癌を疑った。インジゴカルミン撒布拡大、ピオクタニン染色ではピットは消失しておらず、Vi 軽度～高度不整であった。EMR 施行したところ、粘膜筋板が保たれ、粘膜内癌であった。周辺に腺腫を伴っていた。

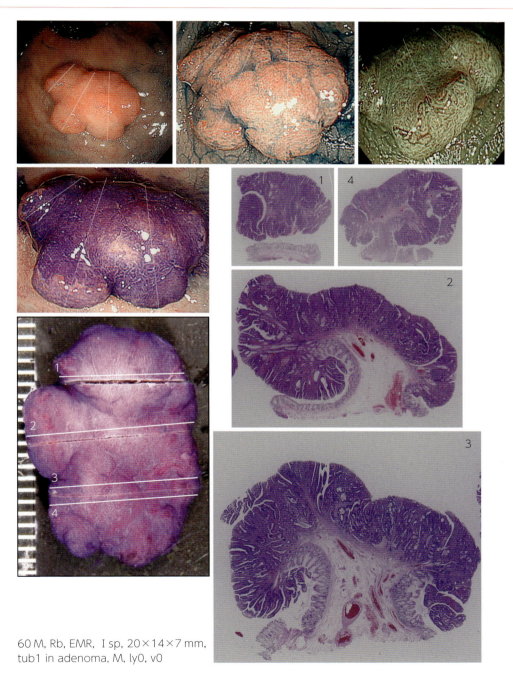

60 M, Rb, EMR, Is p, 20×14×7 mm, tub1 in adenoma, M, ly0, v0

症例：絨毛状ピットを呈した Rb の Ⅰs 型腺腫内癌の 1 例

Rb の高度異型管状腺腫に高分化腺癌を伴った 1 例である。絨毛状の Ⅳv ピットを認めた。

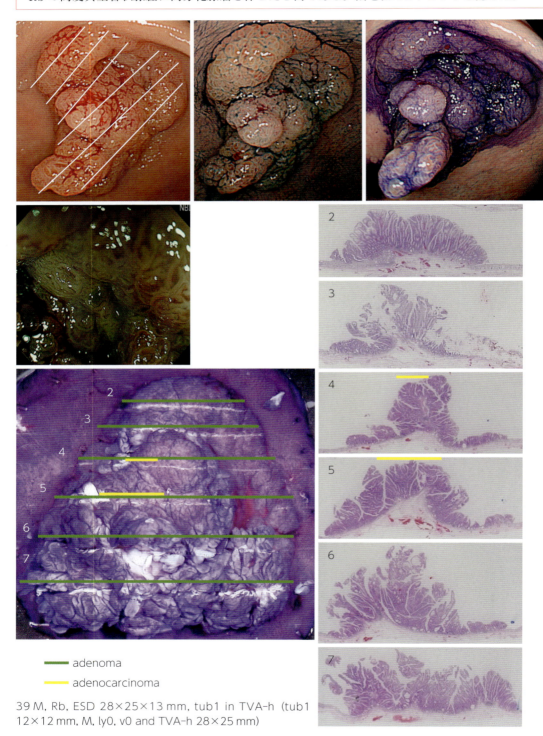

― adenoma
― adenocarcinoma

39 M, Rb, ESD 28×25×13 mm, tub1 in TVA-h（tub1 12×12 mm, M, ly0, v0 and TVA-h 28×25 mm）

症例：頭部で SM 深部浸潤を来した有茎性ポリープの 1 例

S状結腸のⅠpである。頭部にツルツルした部位を認め、陥凹内隆起様に見える。ピオクタニン染色ではVi高度不整であった。周辺に腺腫を伴い、頭頂部でSM深部浸潤していた。デスミン染色で粘膜筋板の消失を認めた。

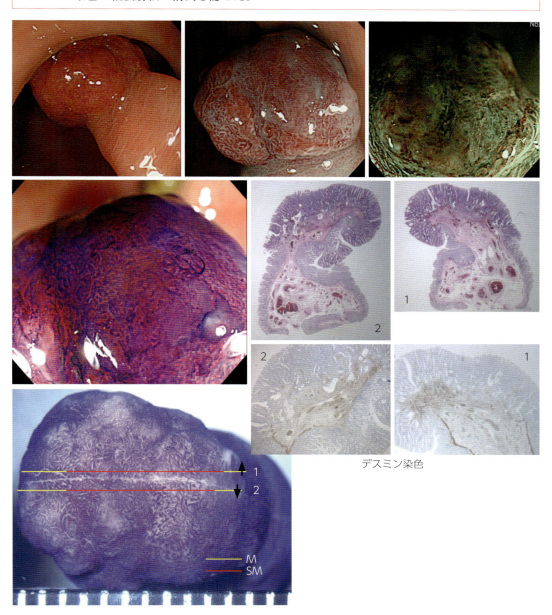

デスミン染色

60 M, S, Ⅰp, polypectomy, 12×9×10 mm, tub1 in adenoma, SM2, ly0, v0

症例：mucinous な浸潤を来した Is 型大腸 SM 深部浸潤癌の 1 例

S状結腸の Is 病変。緊満感を認める。VI 軽度不整から高度不整ピットを認めたが、VN 無構造ピットは認めなかった。外科的切除を実施したが、粘液結節を伴う SM 深部浸潤癌であった。それにより緊満感が生じていたと考えられた。表層部に間質反応の露出は認めなかった。

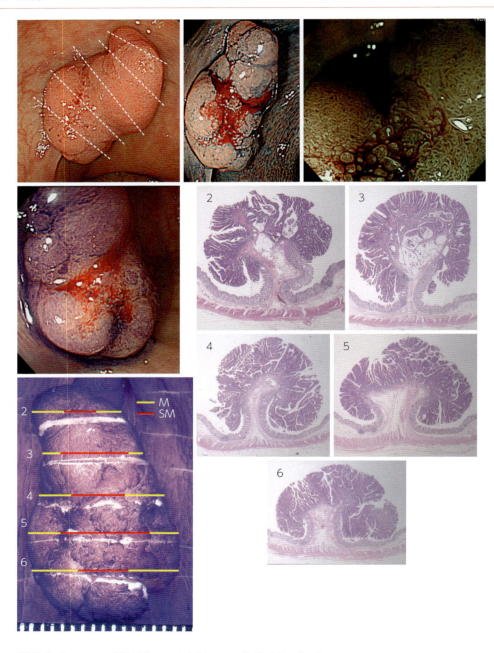

70 F, S, Is p, ope, 20×15 mm, tub1＞muc, SM2, ly0, v0, n1

症例：multi-focal に SM 浸潤を来した LST-non granular の 1 例

LST-NG で中央に盆状陥凹を伴っていた。陥凹辺縁に小結節あり。EMR したところ高分化腺癌で多中心性に SM 浅層浸潤していた。陥凹内小結節に一致して粘液結節を認めた。

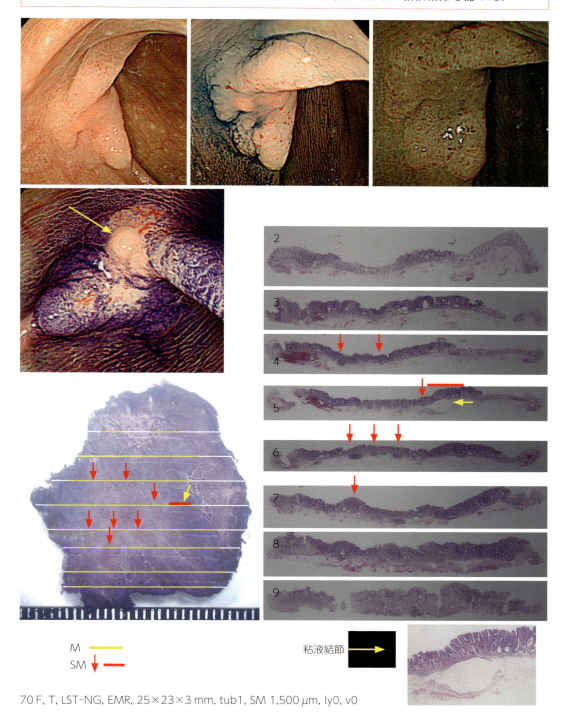

70 F, T, LST-NG, EMR, 25×23×3 mm, tub1, SM 1,500 μm, ly0, v0

症例：12 mm 大の下部直腸Ⅰs型SM深部浸潤癌の1例

RbのⅠs型SM深部浸潤癌である。平滑で硬さがあり、周辺に正常粘膜を持ち上げていた。ピオクタニンでⅤi高度不整ピットを認めた。EMRを施行したがSM 3,000 μmの深部浸潤癌であった。他院で追加切除したが、n0であった。

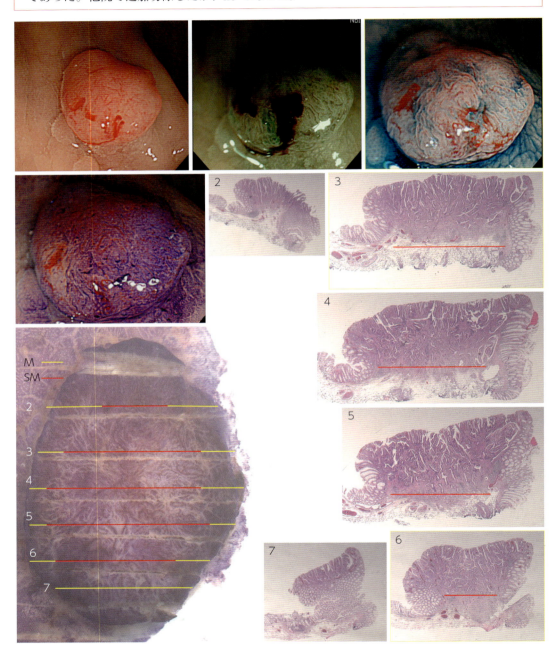

50代 M, Rb, Ⅰs, EMR, 12×10×4 mm, tub1, SM 3,000 μm, ly1, v1, VM0, HM0

症例：リンパ節転移を来した 9 mm の平坦な IIa＋IIc 型大腸 SM 深部浸潤癌の 1 例

9 mm の IIa＋IIc 型 SM 深部浸潤癌。病変の厚みは感じさせないが、2,000 μm の浸潤をしていた。ピオクタニン染色では V_N 無構造ピットを認めた。EMR を施行。周辺隆起は正常粘膜の部位と粘膜内癌遺残の部位を認めた。静脈侵襲を認め、追加手術をしたが、n1 であった。

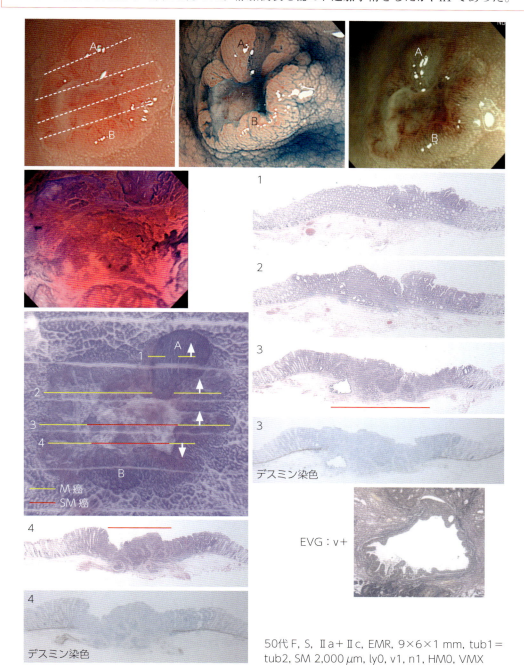

50代 F, S, IIa＋IIc, EMR, 9×6×1 mm, tub1＝tub2, SM 2,000 μm, ly0, v1, n1, HM0, VMX

症例：polyp on polyp 様所見を呈した直腸のⅠs型SM深部浸潤癌の1例

ポリープの上にポリープが乗っている病変である。ピオクタニンでは乳頭状隆起部でVi高度不整を認めた。EMR施行。乳頭状隆起部で3,500μmのSM深部浸潤していた。

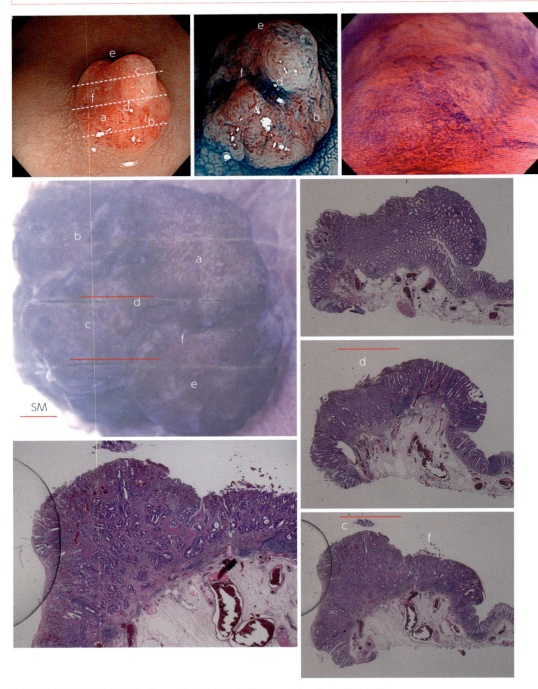

60代 M, Rb, Ⅰs, EMR, 10×8 mm, tub2, SM 3,500μm, ly0, v0, HM0, VM0

症例：Ⅰs 型直腸 SM 深部浸潤癌の 1 例

直腸 Ⅰs 型 SM 癌。中央ののっぺりとした陥凹内隆起部で出血しており、ピオクタニン染色で同部で Vi 高度不整であった。同部に一致して 1,000 μm 以上の SM 浸潤を認めた。また明らかな静脈侵襲を認めた

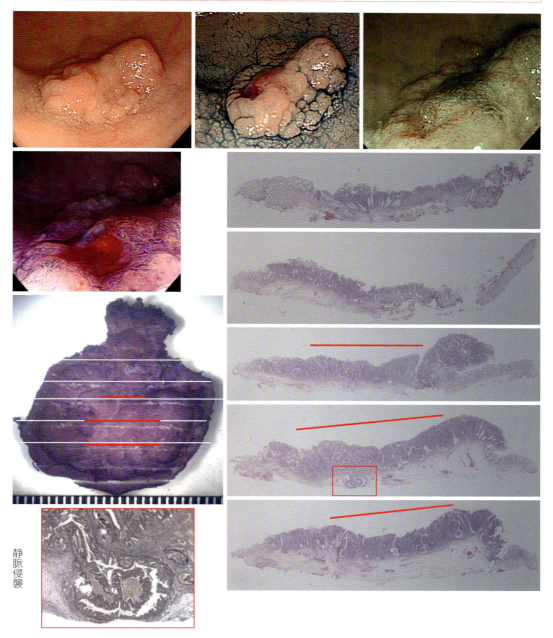

静脈侵襲

80代 M, Rb, Ⅰs, ESD, 22×19×4 mm, tub2, SM>1,000 μm, ly0, v1, HM0, VMX

症例：有茎性を呈したⅡa＋Ⅱc型SM癌の1例

有茎性であるが、頭部はⅡa＋Ⅱcという症例である。陥凹内隆起を認め、同部でⅤi高度不整〜ⅤNピットを認めた。同部でSM深部浸潤を認めた。

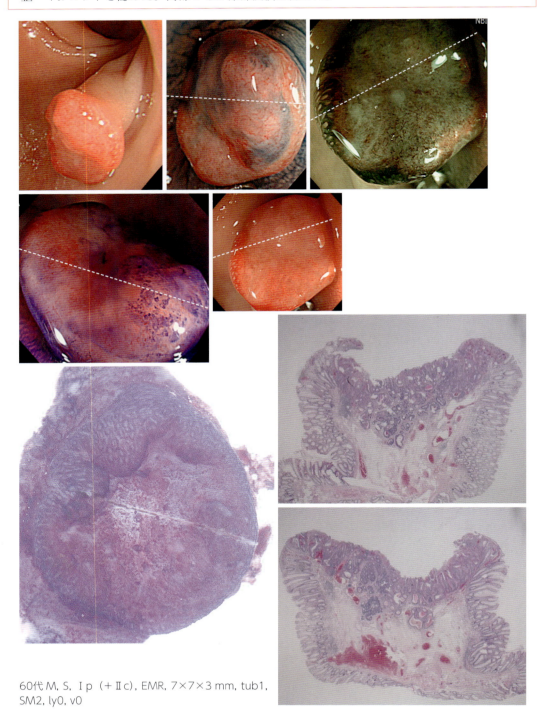

60代 M, S, Ip（＋Ⅱc）, EMR, 7×7×3 mm, tub1, SM2, ly0, v0

症例：Ⅰs＋Ⅱc型大腸粘膜内癌の1例

陥凹を有するⅠs型病変である。立ち上がりから腫瘍を認める。陥凹部にはⅤi軽度不整ピットを認めるが、高度不整ではない。高分化な粘膜内癌であった。

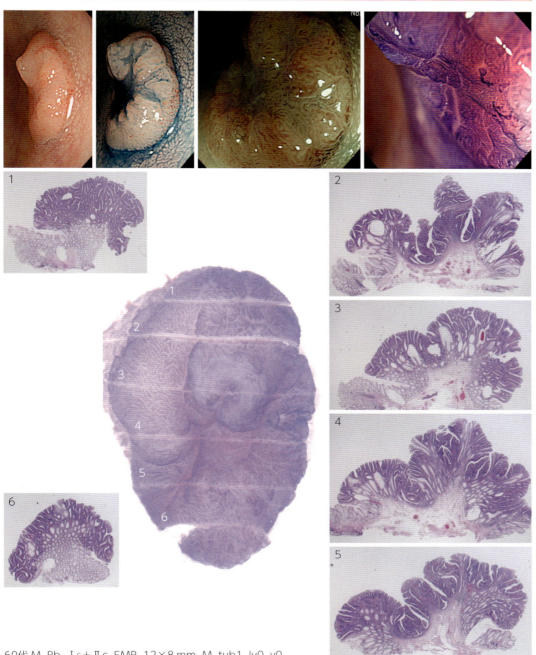

60代 M, Rb, Ⅰs＋Ⅱc, EMR, 12×8 mm, M, tub1, ly0, v0

症例：直腸Ⅱa＋Ⅱc様MP癌の1例

直腸の13 mmのⅡa＋Ⅱc様病変である。陥凹内隆起、緊満感、病変の厚みを認めた。ピオクタニン染色でVi高度不整を認めたが、V_Nピットは認めなかった。手術をしたところ、MP癌であった。病理組織を見ると粘膜内癌遺残部がかろうじて残っているようにも見える。

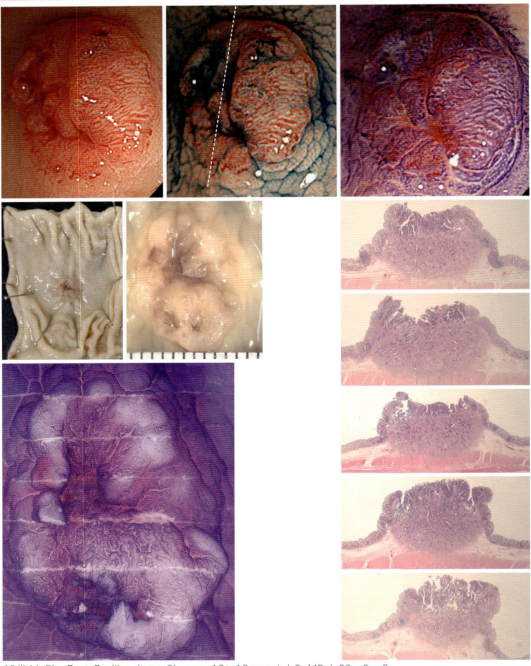

60代 M, Rb, Ⅱa＋Ⅱc like（type 2）, ope, 13×10 mm, tub2, MP, ly0?, v0, n0

症例：大腸Isp型腺腫内癌の1例

ややゴツゴツしたIs型ポリープを認める。陥凹している部分で密なピットを認めた。腺腫の中に陥凹部で高分化腺癌を伴っていた。

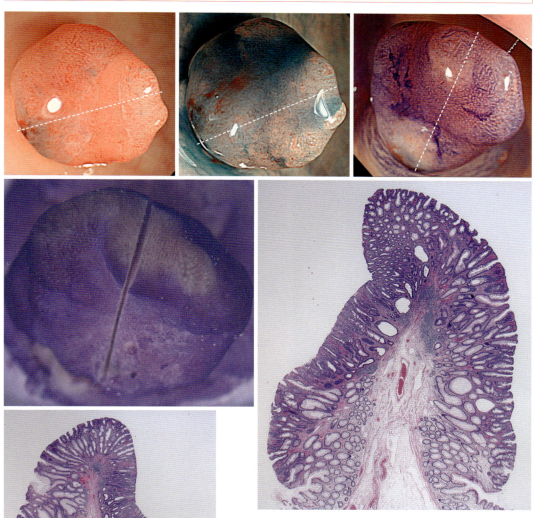

70代F, S, Isp, 7×6×5 mm, EMR, tub1 in adenoma, M, ly0, v0

症例：multi-focul に浅層浸潤した Ⅱa＋Ⅱc 型 SM 癌の 1 例

上行結腸のⅡa＋Ⅱc症例である。LST-NG様に平坦であった。ピオクタン染色ではVi軽度不整であった。多中心的にSM浅層浸潤していた。

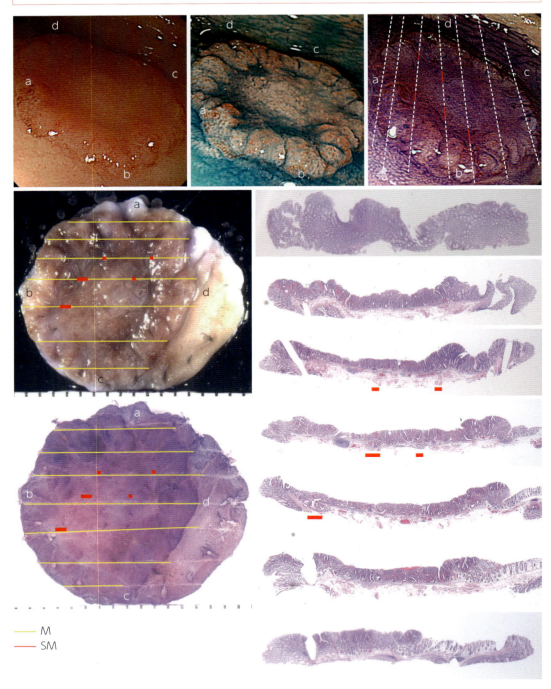

― M
― SM

80 F, A, Ⅱa＋Ⅱc, 14×12×1 mm, EMR, SM<1,000 μm, tub1>tub2, ly0, v0

症例：大腸Ⅱcの1例

淡い発赤で発見され、インジゴカルミン撒布にて星芒状陥凹を呈するⅡc。Ⅲsピットを認めた。管状腺腫であった。全層性というよりやや二層性であり、LST-NG的な発育をしていた。

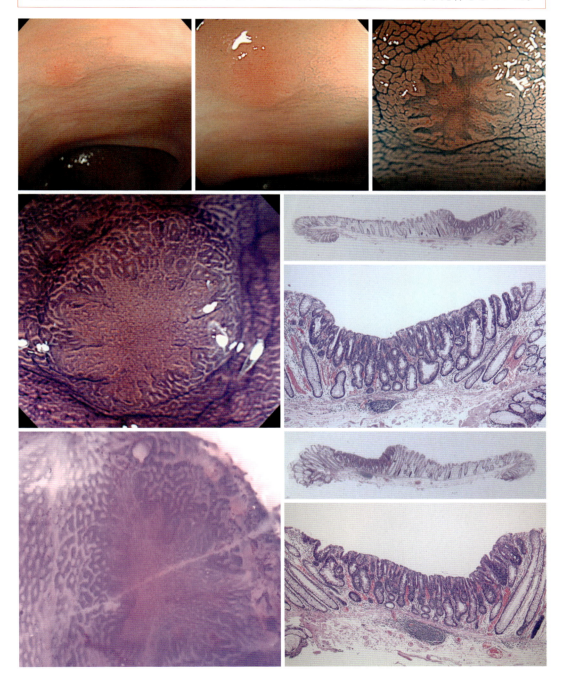

58 F, D, Ⅱc, EMR, 4×3×0.5 mm, tubular adenoma

症例：LST-NG 型 SM 深部浸潤癌の 1 例

LST-NG の症例である。淡い発赤で発見された。中央に平滑で模様が消失し、わずかに隆起している部位があり、同部で SM 1,000 μm 以上浸潤していた。

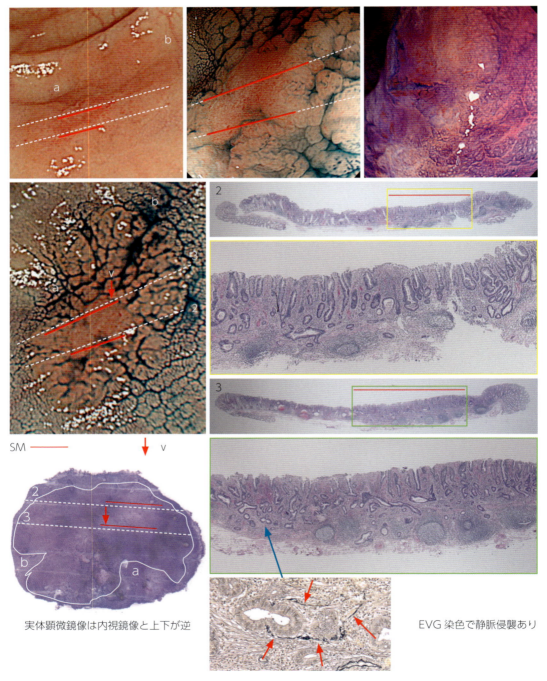

実体顕微鏡像は内視鏡像と上下が逆

EVG 染色で静脈侵襲あり

56 F, S, LST-NG, EMR→ope, 15×10×3 mm, tub1 in adenoma, SM>1,000 μm, ly0, v1, n0

症例：大腸Ⅱcの1例

Ⅱc症例。陥凹は深くはないが、病理組織では周辺粘膜より丈が低い。Ⅲsピットも認める。管状腺腫と診断された。二層性発育を示す部位も認めた。

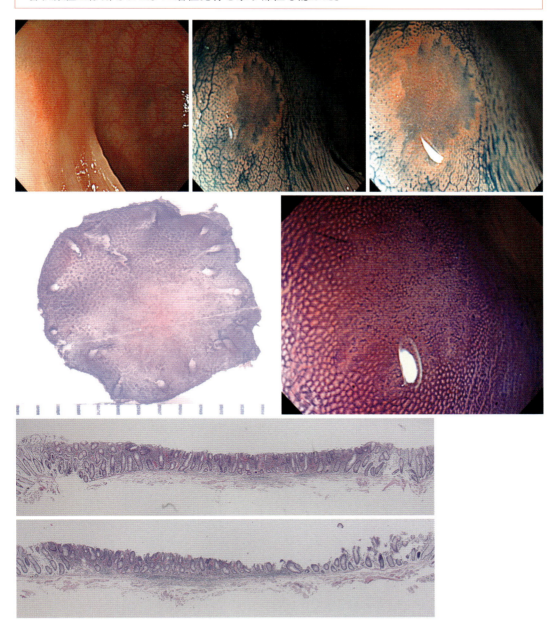

59 M, T, Ⅱc, EMR, 5×4 mm, tubular adenoma

症例：SM層への偽浸潤様所見を呈したPeutz-Jeghers型ポリープの1例

ゴツゴツ感のあるポリープである。拡大観察ではⅣLピットで明らかなⅤi高度不整を認めなかった。切除してみるとPeutz-Jeghers型ポリープであった。粘膜下層に浸潤しているように見えるが、偽浸潤である。

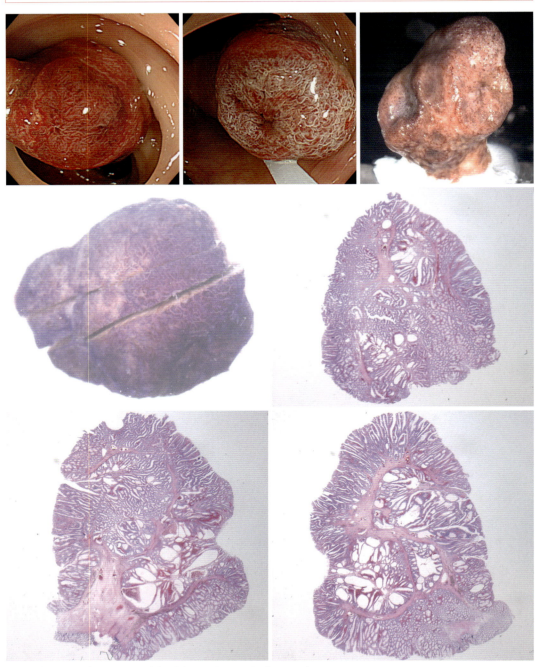

55 M, S, Ⅰp, polypectomy, 16×14 mm, Peutz-Jeghers polyp

症例：特異な形を呈したⅠs型SM深部浸潤癌の1例

下部直腸の特異な突起型を呈したⅠs型SM深部浸潤癌である。表面は非常に平滑で硬さを感じる所見で、ピオクタニン染色でVi高度不整を呈した。

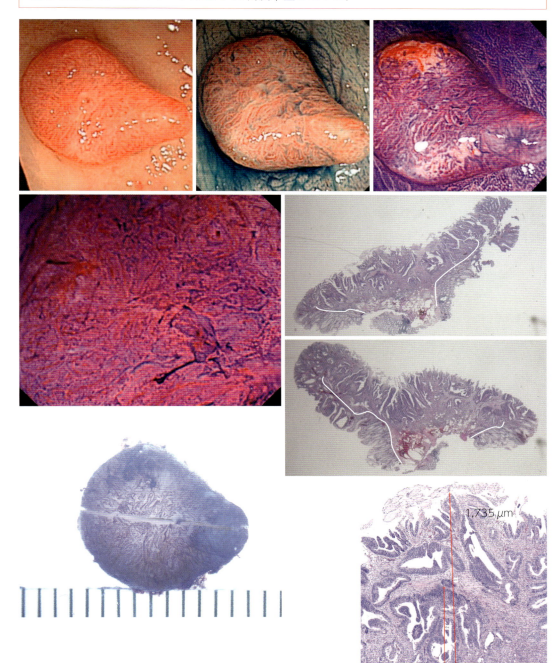

63 M, Rb, Ⅰs, EMR, 11×8 mm, tub2, SM 1,735μm, ly0, v0

おわりに

　1992 年、工藤先生を始めて訪問した際の秋田の川反で、工藤先生は別れ際に私に握手をしながら言われた。「高木、ここで、お前と会ったのは何かの運命だ。お前はその運命から逃れられないぞ」
　私は、その「マインドコントロール」によって人生が変わり、とりつかれるように診断学に取り組んできた。Ⅱa＋Ⅱc の 1 症例に、内視鏡写真と実体顕微鏡写真を計 750 枚撮影したこともある。
　本書はその結晶である。私の仕事ではない。「先人たちによって私の中に埋め込まれた何か」によって成し遂げられた仕事である。
　とは言え、1994 年から 2016 年の 23 年間に集積した 18,921 例のデータの解析や、大腸研究会（白壁フォーラム）の症例を始めとする膨大な内視鏡像、実体顕微鏡像を見直すのは心が折れそうな作業であった。
　私は要領が悪く、こだわりが強いため、人に任せるということがうまくない。人に任せるより自分でやってしまう。その結果、仕事を一人で背負い込んでしまう悪い癖がある。しかし、それだからこそ、一人の内視鏡医の一貫性のあるデータが出せたのだと思う。
　今、編集後記を書きながら、よくここまで来れたという想いでいっぱいである。お世話になった先生方や同志たちの顔が浮かび、目頭が熱くなる。そして何よりも、思うのは、こんな私の元に研修に来てくれた若い先生方のことであった。彼らがいたから東京での症例を発表できた。
　そして、彼らが本書を楽しみにしていると思うと、萎えかけた心にムチを打って、執筆に向かうことができた。
　そして、最後に私を励ましてくれたのは、発表し続けた大腸研究会の「症例たち」であった。その写真を観るたびに、他のことはともかく、これだけは世の中に出したいと思った。
　何事もそうであるが、何も無いところから 1 を作ることが一番難しい。本書は実は、全体の骨格を作るのが一番骨が折れた。全体像が見えてきたのは、完成間近であった。まだまだ、自分の意図したことが完全にできたとは思わないが、ひとまずここで筆を置く。
　本書を、大腸癌の診断学にその身を捧げた多くの先人たちに捧ぐ。

索 引 Index（目次等から抽出）

■あ

異形成	24
遺残再発	31
異型度	5
色	144, 152, 153, 154
「色→形→模様」	144
色→形→模様の診断学のまとめ	162
インジゴカルミン撒布拡大	146

■か

拡大観察	146
拡大像	104, 106, 107, 109, 110, 111, 112, 114, 116
拡大内視鏡	166
過形成	14, 68, 104, 131
—の肉眼像と肉眼型	68
—の拡大像とピットパターン	104
—のNBI像	131
微小胞型—（MVVHP）	14
杯細胞型—（GRVHP）	14
形	145（「色→形→模様」144）, 152, 153, 154
皮被り	121
褐色調平坦陥凹部	124
陥凹	44, 48, 58, 61, 65, 124, 158, 159, 169
—の評価	158
盆状—	64, 65, 156, 177
陥凹内隆起	65, 83, 84
管状絨毛腺腫	12, 72, 110, 135
—の肉眼像と肉眼型	72
—の拡大像とピットパターン	110
—のNBI像	135
管状腺腫	12, 71, 109, 134
—の肉眼像と肉眼型	71
—の拡大像とピットパターン	109
—のNBI像	134
完全写真	148
癌診断	32, 153
偽浸潤	190
偽足様所見	63
鋸歯状腺腫	107, 133
—の肉眼像と肉眼型	70
—の拡大像とピットパターン	107
—のNBI像	133
鋸歯状病変	14, 20
—の切除適応（私案）	22
きれいな写真	149
キーエンスの実体顕微鏡	147
緊満感	80
空気変形の消失	83
構造異型	5
構造強調 Eh	146
ゴツゴツ感	81

■さ

細胞構築	160
サイトケラチン	29
色調 Ce	146
実体顕微鏡	147
若年性ポリープ	125
周辺粘膜	82
—の挙上	82
—の硬化像	83
絨毛状ピット	174
手術標本	54
腫瘍診断	32, 152
上皮性腫瘍	2
静脈侵襲	168
浸潤距離	26
深達度（診断）	5, 11, 32, 154, 168, 171, 173
髄様型低分化腺癌	19
髄様癌	16
正常粘膜	13
生物学的悪性度	38
ゼロを1にする仕事	130
全割	160

先進部のバラけ	26
全層性発育	5, 63
腺腫	12, 34
小さな—	34
腺腫癌化説	6
腺腫内癌	13, 73, 111, 136, 174, 185, 190
—の肉眼像と肉眼型	73
—の拡大像とピットパターン	111
—のNBI像	136
増殖帯	21
簇出	28
組織型	5, 68, 92, 93, 94, 95, 96, 97, 98, 101, 102, 103, 131
存在診断	150

■た

大腸癌	4, 6, 8, 11, 12
—の発育進展	4, 6, 9
—の4つの背景	11
大腸癌死	2
大腸上皮性腫瘍	38
大腸粘膜の構造	4
担癌率	11, 40
背景組織別の—	11
肉眼型別にみた—	40
直腸Ⅰs型粘膜内癌	173, 174
直腸Ⅰs型SM深部浸潤癌	124, 170, 178, 180, 181
直腸LST型SM massive癌	169
治療選択	33
治療に必要な大腸癌の3つの診断	32
通常観察	160
転移	26
—リスク	26
デスミン（染色）	29
特殊染色法	29
同心円徴候	105

■な

内視 155
内視鏡診断（学） 2, 157
　—の目的 2
　AIと— 157
内視鏡切除 34
肉眼型 38, 39, 40, 41, 42, 68, 69, 70, 71, 72, 73, 74, 76, 77, 86, 156
　—と組織型 39
　—別にみた担癌率 40
　—別にみたSM以深浸潤率 40
　—と de novo 癌率 41
　—別にみた臨床病理 42
肉眼所見 68, 78, 79, 80, 82, 85
肉眼像 68, 69, 70, 71, 72, 73, 74, 76, 77
二層性発育 5, 63
粘液形質 20
粘膜下層 26
粘膜内癌 74, 112, 137, 173, 183
　—の拡大像とピットパターン 112
粘膜内癌遺残部 118

■は

発育進展をめぐる論争 9
発生源入力 142
バウヒン弁 170
反転憩室 105
ピオクタニン染色 122, 146
ピットパターン 90, 91, 92, 93, 94, 95, 96, 97, 98, 99, 100, 101, 102, 103, 104, 106, 107, 109, 110, 111, 112, 114, 116
ピットの不明瞭化 122
被覆上皮の脱落 122
表面型 82, 85
病変の厚み 82

フランシスコ・ザビエルサイン？（陥凹内隆起） 83
分化度 5, 27
分葉溝の狭小化 80

■ま

マクロ診断学 37
脈管侵襲 28
ムチン 20
模様 145（「色→形→模様」144），152, 153

■や

八つ頭状 81
有茎性 182, 190
　—腺腫内癌 190
　—ポリープ 175

■ら

隆起型 80, 85
「隆起型・表面型」に共通するSM深部浸潤癌 85
リンパ節転移 43, 179

■A

ADRを高めるための9箇条 150
A8モード 146
AI 157

■B

BRAF変異 22

■C

colitic cancer 10, 25
cytolological dysplasia 16

■D

DALM 24
de novo 癌率
　深達度別の— 11
　肉眼型別の— 41

de novo 発癌説（de novo carcinogenesis） 6
dysplasia 24
D2-40 29

■E

EVG 29

■G

GRVHP（goblet cell rich varient hyperplastic polyp） 14

■H

head invasion 30

■J

JNET 130

■K

K-ras変異 22

■L

LST-G（型） 60, 61, 62
　SM深部浸潤を伴う— 61
　—の臨床病理 59
LST-NG（型） 17, 62, 64, 65, 66, 75, 120, 161, 177, 188
　—SM癌 120
　—pseudo-depressed type 64, 65
　—の臨床病理 62
　MP浸潤を来した— 66
LST-NG様Ⅱa型直腸粘膜内癌 75

■M

mapping 160
MP以深癌 86
MP癌 184
MP浸潤 66
M癌部 120
mucinous 176

multi-focal 177
MVVHP（microvesicular varient hyperplastic polyp） 14

■ N

NBI（像） 128, 129, 131, 132, 133, 134, 135, 136, 137, 138, 139
NBI 診断基準比較表 129

■ P

Peutz-Jeghers 型ポリープ 190
PG と NPG 7
polyp on polyp 様所見 180

■ S

serrated pathway 10
SM massive（癌） 156, 167, 169, 170
SM 以深浸潤率 40
SM 癌 15, 17, 26, 31, 121, 127, 182, 186
　有茎性大腸— 15
　LST-NG 型大腸— 17
　—の転移リスク 26
SM 癌部 120
SM 浸潤 177
SM 浸潤癌 29, 79
SM 浸潤率
　背景組織別の— 11
SM 深部浸潤（癌） 19, 61, 65, 77, 78, 80, 82, 85, 116, 118, 139, 161, 166, 168, 171, 175, 176, 178, 179, 180, 181, 188, 191
　—の肉眼像 77
　—の肉眼所見（私のデータ） 78, 79
　—に伴う粘膜内癌遺残部の変化 118

「隆起型」SM 深部浸潤癌の肉眼所見 80
「表面型」SM 深部浸潤癌の肉眼所見 82
「隆起型・表面型」に共通するSM 深部浸潤癌の肉眼所見 85
　—の拡大像とピットパターン 116
　—の NBI 像 139
　直腸 I s 型— 124
SM 浅層浸潤（癌） 54, 64, 76, 114, 138
　—の肉眼像と肉眼型 76
　—の拡大像とピットパターン 114
　—の NBI 像 138
SSA/P 16, 17, 69, 106, 132
　—の肉眼像と肉眼型 69
　—の拡大像とピットパターン 106
　—の NBI 像 132
　—由来大腸癌 22
SS 以深癌 86

■ T, U

traditional serrated adenoma：TSA 10
UC 25

■ 数字

I p 42
I p 型 31
I p 型 SM massive 癌 44
I s（型） 46, 166, 170, 173, 174, 176, 178, 180, 181, 191
　—の臨床病理 46
　—SM 深部浸潤癌 19, 166, 176, 180, 191
I s ＋ II c 型 M 癌 156
I s ＋ II c 型 183
I 型ピット 93

I sp（型） 45, 185
　—の臨床病理 45
II a（型） 47, 168
　—の臨床病理 47
　—M 癌 48
　—SM 癌 49
　—直腸 SM 深部浸潤癌 168
　—直腸粘膜内癌 75
II a＋dep（型） 50
　—の臨床病理 50
　—粘膜内癌 51
　小さな— 51
II a＋II c（型） 56, 167, 179, 182, 184, 186
　—SM 癌 186
　—SM 深部浸潤癌 58, 84, 119, 179
　—早期大腸癌様の形態を呈したSS 以深癌 86
　—直腸 SM massive 癌 167
　—粘膜内癌 57
　—の臨床病理 56
II c（型） 52, 172, 187, 189
　—の臨床病理 52
　—SM 癌 54
　—腺腫 53
II c＋II a 55
II 型ピット 94
III L 型ピット 95
III s 型ピット 96
IV L 型ピット 97
IV v 型ピット 98
V i ピット 101
V i 軽度不整 99, 120
V i 高度不整 100
　—の定義 123
V N ピット 102, 119, 120
　—を呈した II a＋II c 型 SM 深部浸潤癌 119
V 型ピット 126
1,000 μm 以深 78

【著者紹介】

高木　篤

1985 年	名古屋大学医学部卒業。以後協立総合病院に勤務
1992 年	愛知県がんセンター消化器内科
1993 年	秋田赤十字病院胃腸センター
1994 年	協立総合病院に帰任
2005 年	協立総合病院消化器内科部長
2005 年	医学書院より「腸にやさしい大腸内視鏡挿入法」を出版
2011 年	協立総合病院胃腸センター部長

大腸癌研究会正会員
日本消化器内視鏡学会専門医・指導医・社団評議員
日本消化器病学会・専門医・指導医

形と模様を極める　大腸腫瘍内視鏡診断学

2018 年 5 月 10 日　第 1 版第 1 刷
2020 年 10 月 20 日　第 1 版第 2 刷 ©

著　　　者　高木　篤
発　行　人　小林俊二
発　行　所　株式会社シービーアール
　　　　　　東京都文京区本郷 3-32-6　〒 113-0033
　　　　　　☎(03)5840-7561（代）Fax(03)3816-5630
　　　　　　E-mail／sales-info@cbr-pub.com
　　　　　　ISBN 978-4-908083-34-1　C3047
　　　　　　定価は裏表紙に表示
印 刷 製 本　三報社印刷株式会社
　　　　　　© Atushi Takagi 2018

本書の内容の無断複写・複製・転載は，著作権・出版権の侵害となることがありますのでご注意ください．

JCOPY ＜(一社)出版者著作権管理機構　委託出版物＞
本書の無断複製は著作権法上での例外を除き禁じられています．複製される場合は，そのつど事前に，(一社)出版者著作権管理機構（電話 03-5244-5088, FAX 03-5244-5089, e-mail: info@jcopy.or.jp）の許諾を得てください．